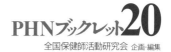

PHNブックレット20
全国保健師活動研究会 企画・編集

50年の研究活動のあゆみから
保健師の未来を語る

日野秀逸

松下　拡

篠崎次男

中澤正夫

池上洋通

近藤克則

ほか著

JN194351

文社

発行にあたって

保健婦の全国的な自主研究サークル『土曜会』が誕生したのは1952年（昭和27）です。現場の様々な問題に直面した保健婦達は、各地にサークルを作り悩みを出し合い、研修会や公開講座を開いて学び、住民に依拠した活動かどうかを話し合いました。1965年に入ると厚生省は公衆衛生予算の削減と保健所の再編計画を打ち出し、1968年に〈基幹保健所構想〉を発表、この動きに危機感を持った公開講座の参加者達が、1969年（昭和44）1月に開いたのが『第1回自治体に働く保健婦のつどい』です。

その後「自治体に働く保健婦のつどい」は東京に事務局を置き、毎年1月に京都や大阪、名古屋、東京、横浜等で研究集会を開催し、保健婦活動に役立つテキストや、保健・医療・福祉の動きに即応した資料を発行、『各地のつどい』の開催等々活発な自主研究活動を展開しました。

第34回目には、男子の保健士の誕生や保助看法の改正で、会の名称を『全国保健師活動研究会』に改称、33回目の2001年には長年の課題であった先輩の優れた実践を遺産として保存し、保健師活動の過去・現在・未来をつなぐ『保健婦資料館』を、全国の保健師達のカンパで長野県安曇野市に建設しました（現在NPO法人で運営）。

自主研究会のため、全国の運営委員と会員の会費、事務局の手弁当の活動で、"独りぼっちの保健師を無くしどの保健師にも学ぶ機会を"や"住民と共に歩む保健師活動の実践"をスローガンに継続してきた『研究会』も、気がつけば50年目を迎え、50回目の研究集会のプログラムは50年の集大成として計画し、第一人者の先生に講師をお願いしました。

振り返って見ますと、様々な国の政策に左右されながらも、保健師の役割や保健師の姿勢については、一貫して迷うことなく"住民のいのちとくらしの保障"を追及し『研究会』の活動を50年も継続できたのは、保健師の活動を温かく見守り、長い間助言をくださった講師の先生方のご支援によるもので、あらためて心から感謝の意を表したいと思います。

2018年8月

全国保健師活動研究会（編集担当菊地）

目　次

〈発行にあたって〉……3

《基調講演》

憲法を基本とする保健師活動の課題
　　　　　〜生存権・健康権の保障と憲法〜………（日野秀逸）　7

《シンポジウム》「保健師の未来を語る」

全ての住民の健康を守る保健師の役割…………………………（山本昌江）31

保健所統廃合後の実態と保健所保健師の課題………………（吉峯悦子）37

保健師教育の変遷と今後の課題………………………………（柴田真理子）43

住民の立場から保健師に伝えたいこと………………………（渡辺順子）47

自治体に働く保健師の現在・過去・未来……………………（高鳥毛敏雄）51

保健師の未来を語る……………………………………………（山岸春江）57

シンポジウムのフロアから……………………………………………59

発言を受けて、シンポジストから……………………………………63

シンポジウムのまとめ………………………………………（高鳥毛敏雄）67

《研究集会 50 回を経て、次の一歩へ》
「研究会の助言者として共に歩んだ私の遺言状」

住民を主人公とする保健活動と健康学習
　～真の「健康実現」と「住民主体」とは…を考える～…………（松下　拡）69

政府の公衆衛生行政の頽廃ぶりを真剣かつ大規模に告発しよう…（篠崎次男）86

再び「専門性」を論ず……………………………………………（中澤正夫）93

自治体職員としての保健師の責任は…………………………（池上洋通）104

《特別講座》

深刻化する格差社会と公衆衛生の課題………………………（近藤克則）113
　Ⅰ．課題はどう変わってきたか　113
　Ⅱ．健康格差対策の 7 原則　128
　Ⅲ．次の 50 年の公衆衛生の課題　146

基調講演

憲法を基本とする保健師活動の課題
～生存権・健康権の保障と憲法～

日野 秀逸（東北大学名誉教授）

はじめに──困難な職場・地域と新自由主義的考え方の影響

　公衆衛生活動や保健師活動に直結するさまざまな課題や経験は、本集会の私以外の講師や報告者によって、多彩かつ詳細になされることになっているので、私は「憲法と社会保障」を中心にして話します。

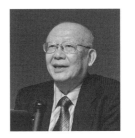

　実行委員会の皆さんから、講演の準備のためにと、職場や地域の状況について、次のような報告を頂きました。

現在の私たち保健師の職場の実態
・どこの職場でも保健師自身が心身を病む人を抱えその負担感から心身を病む状況あり。
・年々住民からの苦情は増すばかり。身勝手だと片づけてしまうことも多々。
・保健師自身に生活感覚が薄れており、住民の生活の困難さに目をやる視点が持ちづらい状況になっている。
・国の、自助、共助という言葉がはびこり、当たり前と受け止めて

しまう。

・業務の民間委託化が進められている中、公務労働と民間の労働との違いが何か、常に問題となる。

・"自治体に働く"ことの意味を必ずしも意識していない。ひたすら献身的に働く保健師、それなりに仕事をこなすものの、健康自己責任論でかたずける保健師ありで、一致しての積極的な仕事づくりは困難。

・国からは地域の実情にかかわらず、一律の方針で通達が下され、計画策定や成果の報告を求められる。それが自治体評価の根拠になり、補助金が減らされる。地方自治なんて全く無視。独自の施策は問題視される。現場はがんじがらめになる。

こうした職場や地域の状態は、多様で複雑な要因によって生み出されたものではありますが、なかでも、1980年代半ばから35年ほど、新自由主義が猛威を振るい、他人は競争相手として存在している、自分の暮らしは自分の責任で立てていけ、という考え方が、学校教育からマスコミから職場まで、毎日のように人びとの頭に注入されてきたことをわすれてはなりません。

「格差社会」「貧困と格差の拡大」「子どもの貧困」「働く者の貧困」「介護難民」「下流老人」「老後破壊」「分断社会」……こうしたリストはまだまだ長くすることができます。

「私らしく生きる自由」を保障する憲法・社会保障を無視・破壊する方向が「新自由主義」です。

まず、新自由主義経済・経営（グローバル資本主義）の柱を押さえておきます。

第1は、経営者は、儲けて株主に配当を出せばよい、という株主資本主義です。

第2は、カジノだろうが、ポルノだろうが兵器だろうが、何で儲けても良い。軍事で儲けても、「社会保障」領域で儲けてもかまいません。「稼ぐ力第一主義」です。この意味では「大砲もバターも」儲けの対象にするのです。

第3は、途上国の安い賃金、資源を食いつぶしても、自国での生産活動を止めて「産業空洞化」をもたらしても、失業者を出しても、どこで儲けても良いのです。

第4は、儲けは、大企業・大金持ちから、中小零細企業や労働者などに、下へ下へと滴り落ちるという口実を使います。これを「トリクルダウン」論と言います。

第5は、儲けるために賃金を下げ、社会保障を削減することです。

第6は、1から5を進めるための手法として「規制緩和」を唱えることです。

第7は、企業（特に大企業）に減税をし、国民には消費税をはじめとする増税を押しつけます。

第8は、大企業や政府に文句を言わせない（秘密保護法・共謀法）こと、国民の不満は、政治的に標的を作って、いがみ合わせる（民間と公務、若者と高齢者、男性と女性、宗教的対立、人種的対立等々）ことです。また、メディアを取り込み、批判するメディアを攻撃して、ものを言えない沈黙社会、分断社会を構築します。

＊国際的なジャーナリスト団体である「国境なき記者団」が、2017年4月26日、2017年版「報道の自由度」ランキングを発表。このランキングは世界各国にどれだけ報道の自由があるかを分析した報告書として公開されたもので、日本はG7中最低の72位。1位はノルウェーで、スウェーデン、フィンランド、デンマーク、オランダ、コスタリカ、スイス、ジャマイカ、ベルギー、アイスランドがトップ10入り。なお米国は43位、イギリスは40位、最下位は北朝鮮。米国は昨年の41位か

ら順位を落としているが、こちらはトランプ大統領によるメディア批判などによって報道の自由度が後退し続けているのが原因。ちなみに日本の順位は2010年の11位から徐々に下がっている。「大手メディアグループによる自主規制の増加」。「安倍晋三政権の脅威にさらされている」と分析。また、震災時の報道規制や情報開示の不備、特定秘密保護法の施行などが自由度低下の理由。

1.「私らしく生きる権利」は憲法の核心

　最も根本的な日本社会の約束事である日本国憲法では、13条で幸福追求権を保障しています。この権利は、人格権とも言われます。

「第13条〔個人の尊重と公共の福祉〕」
　すべて国民は、個人として尊重される。生命、自由及び幸福追求に対する国民の権利については、公共の福祉に反しない限り、立法その他国政の上で、最大の尊重を必要とする」

　このように、幸福を追求する権利は、憲法において「最大の尊重を必要とする」ものなのです。幸福を追求することは、自分らしく生きようとすることと同じです。憲法は、自分らしく生きることに対して「最大の尊重を必要とする」と言っているのです。
　2014年5月21日に、「大飯原発3、4号機運転差止請求事件」で、福井地方裁判所は運転再開を差し止める判決を出しました。その法的根拠は、13条の人格権と25条の生存権です。判決は以下のように述べています。
　「生存を基礎とする人格権が公法、私法を問わず、すべての法分野において、最高の価値を持つとされている以上、本件訴訟におい

てもよって立つべき解釈上の指針である。個人の生命、身体、精神及び生活に関する利益は、各人の人格に本質的なものであって、その総体が人格権であるということができる。**人格権は憲法上の権利であり（13条）、また人の生命を基礎とするものである（25条）がゆえに、我が国の法制下においてはこれを超える価値を他に見出すことはできない**」

　個人の人格権（人格権とは自分らしく生きる権利です）、幸福権を保障した13条に、原発再運転は反するというのです。また、生存権を侵害するから原発再運転は許されないというのです。福島での原発災害を経験した日本での憲法解釈としては、まったく自然なものです。

　一方で、13条の切れ味は、アイドルの恋愛にも及んでいます。アイドルグループのメンバーだった女性が、男性ファンと交際したとして所属していた事務所が訴えた事件の東京地裁判決（2016年1月18日）では「**恋愛は自分の人生を自分らしくより豊かに生きるための大切な自己決定権**」であり、「**幸福を追求する自由**」（13条が保障している権利）であるから、恋愛は契約違反だとした所属事務所からの損害賠償要求は「いささか行き過ぎ」と判断しました。この判決も13条に立脚しています。

2．憲法9条（戦争放棄）と25条（生存権保障）は幸福の条件

　日本国憲法の核心をなすのが、幸福追求権ですが、その前提は、平和的に生きることです。また、単に動物としていのちを永らえればよいという「生存」ではなく、「健康で文化的な生活」を営むことです。前者は、具体的には第9条で規定され、後者は第25条で規定されています。スローガン風に表せば、「**9条（平和）と25条（健康で文化的な生存）で13条（幸福になる）を実現しよう**」という

ことです。憲法で社会保障を定めたのが 25 条であることはいうまでもありません。9 条と 25 条とを合わせて「平和的生存権」（前文）ととらえることができます。まず、平和でなければ、「自分らしい生活」はありえません。戦争は強制を極端なまでに制度化することに他なりません。

25 条では「健康で文化的な最低限度の生活を営む権利」を定め（第 1 項）、さらに「国はすべての生活部面について、社会福祉、社会保障及び公衆衛生の向上及び増進に努めなければならない」と規定しています（第 2 項）。

くりかえしますが、「人間らしい生活」とは、一人一人にとっての「人間らしい生活」です。例えば、性的少数者の場合などを含めて、社会には様々な考え方や生き方があります。その人にとって「人間らしい生活」でなければ、その人は幸福にはなれません。つまりは、「自分らしく生きる」ことが保障されなければ、「人間らしい生活」とは言えないのです。

憲法は、国（中央政府と地方政府）に対して、国民が「人間らしい生活」を送ることができるようにする義務を与えているのです。

3．憲法の 2 つの役割
　——政府の手を縛ることと国民の基本的人権を保障すること

立憲主義とは、憲法が時々の政権の恣意を縛る、という原則であり、憲法に反することはやらないということであり、やるなら、憲法を変えなければならない、というルールです。『あたらしい憲法のはなし』（1947 年〜 51 年まで文部省が中学生に無料で配布）は、憲法の役割を次のように説明しています。

第一に、行政のルールを定めて、権力が勝手に国民を支配できないようにすること、第二に、国民一人一人の力を認めてそれを守る

12

（基本的人権を決める）こと。

　近代の憲法は、まず英国やオランダやスウェーデンで制定されました。そのルーツになったものが、1215 年の英国の「マグナ・カルタ」です。ロビンフッドの時代です。王ではない貴族や、農民や市民らが、国王が勝手に、投獄や課税や財産没収などをさせないために、貴族と相談した上でなければ法律を決めてはいけないことを、国王に認めさせました。これが「マグナ・カルタ」（大憲章）です。封建時代のものですが、行政の手をしばるという点では、近代憲法のルーツとなりました。

4．日本国憲法の成立——25 条に着目して

　日本国は、ポツダム宣言を受諾して連合国に無条件降伏をしました。ポツダム宣言を実行する内容には、民主主義や平和主義を軸とする憲法を作る義務が含まれました。憲法を作ることは、押しつけられたのではなく、アジア・太平洋戦争を終結するに当たって、日本が連合国に対して約束したことなのです。

　1945 年 8 月 14 日に日本政府は、天皇の了承のもとに、ポツダム宣言を受諾しました。その結果、第 2 次世界大戦は終結し、天皇および日本政府は連合国による占領、間接統治下に入りました。ただし沖縄県は、本土から切り離され、米軍による直接軍政方式がとられました。正確にいえば、戦後日本を支配した連合国最高司令官（Supreme Commander for the Allied Powers、略称 SCAP、スキャップ）の総司令部が GHQ です。

　戦後日本を支配し、統治するよりどころは、ポツダム宣言です。天皇も日本政府も、これを全面的に受け入れて、無条件降伏をしたのですから。日本国憲法が「押しつけ憲法」だと主張する人々は、

日本がポツダム宣言を受け入れたことを忘れているか、意識的に無視しているのです。

　それでは、ポツダム宣言の内容はどのようなものなのでしょうか。ここを確認しないと、憲法論議は前に進めません。主な論旨をたどってみます。ポツダム宣言には、「日本国国民を欺瞞し、之をして世界征服の挙に出づるの過誤を犯さしめたる者［軍国主義者］の権力及び勢力は、永久に除去せられざるべからず」（6条）と書かれています。つまり天皇制、軍国主義、植民地主義、アジア蔑視などは排除しなければならないということです。そして、新しい秩序ができるまでは連合国軍が占領する。「日本政府は、日本の人民の間に民主主義的風潮を強化しあるいは復活するにあたって障害となるものはこれを排除するものとする。言論、宗教、思想の自由及び基本的人権の尊重はこれを確立するものとする」（10条）とも書かれています。

　日本は、このポツダム宣言を受諾して戦争を終結させたわけですから、その内容にふさわしい憲法をつくる責任が与えられたのです。ですから押しつけではないのです。戦争をやめる条件、その約束を守ることが憲法の制定です。もし、ポツダム宣言を受け入れなければ、日本全土が、広島や長崎や沖縄のような状態になり、完全に破壊しつくされたでしょう。

　憲法が成立した4つの背景があります。国際世論、日本の支配層の思惑、日本の国民の平和への願い、アメリカの国際戦略がそれです。まずは、「啐啄」を考えます。「啐」は孵化するとき雛が殻の内側からつつくことです。これだけでは殻は割れません。「啄」は外からキツツキのようにつつくことです。外からも親がついて、卵が割れ、雛が孵化するのです。

　憲法もこれと同じだと思います。内側からつついたのは日本の国民の、明治以来の自由や民主主義を目指す思想や運動の蓄積でした。

14

▼憲法制定年表▼

1945. 3.26 第二次大戦最大の陸戦・沖縄戦争開始（6月下旬まで）

8.6 広島に原爆投下、続いて長崎に投下（8.9）

8.14 日本がポツダム宣言を受諾。天皇が終戦の詔書（8.15終戦）

10.11 幣原首相がマッカーサーを訪問、改憲の指示を受ける

10.25 政府が憲法問題調査委員会（松本委員長）を発足

11.11 日本共産党が「新憲法の骨子」を発表

12.26 憲法研究会憲法草案がGHQと政府に提出される

1946. 1.21 自由党が「憲法改正要綱」を発表

2.1 毎日新聞が「憲法問題調査委員会試案」をスクープ報道

2.3 マッカーサーがGHQ民政局に新憲法3原則に基づく案の作成を指示

2.13 GHQ民政局が憲法草案を日本政府に手交

2.24 日本社会党が「新憲法要綱」を発表

2.26 連合国の極東委員会が初会合

3.6 政府が「憲法改正草案要綱」を公表。マッカーサーが支持表明

4.17 政府が「憲法改正草案」を発表

4.20 第22回衆議院議員総選挙

5.16 第90回帝国議会召集（6.20開会、10.11閉会）

6.29 日本共産党が「日本人民共和国憲法（草案)」を発表

11.3 日本国憲法公布

1947. 1.3 吉田首相がマッカーサーから書簡を受け取る

5.3 日本国憲法施行

「啄」に当たるのはポツダム宣言の実行を日本に迫った国際世論です。憲法は、日本国民の声と、民主化する気のなかった日本政府、外から民主化を迫った連合国（47 カ国）、複雑に動くアメリカという背景の下でできました。このどちらが本質かというと、「啐」にあたる日本国民の声です。

　例えば、皇后は、2013 年 10 月 20 日の誕生日にあたって発表した文書のなかで、自由民権運動の中で作られた五日市憲法を高く評価し、GHQ の憲法草案作成にあたったベアテ・ゴードンに敬意を表しています。五日市憲法は、東京の五日市（現在は、あきるの市）周辺の青年たちが自主的に作成した憲法草案です。こうした自由民権運動の中でとりくまれた憲法作成の歴史は、憲法研究会の憲法改正要綱にも受け継がれました。

　「『五日市憲法草案』のことをしきりに思い出しておりました。明治憲法の公布（明治 22 年）に先立ち、地域の小学校の教員、地主や農民が、寄り合い、討議を重ねて書き上げた民間の憲法草案で、基本的人権の尊重や教育の自由の保障及び教育を受ける義務、法の下の平等、更に言論の自由、信教の自由など、204 条が書かれており、地方自治権等についても記されています。当時これに類する民間の憲法草案が、日本各地の少なくとも 40 数か所で作られていたと聞きましたが、近代日本の黎明期に生きた人々の、政治参加への強い意欲や、自国の未来にかけた熱い願いに触れ、深い感銘を覚えたことでした。長い鎖国を経た 19 世紀末の日本で、市井の人々の間に既に育っていた民権意識を記録するものとして、世界でも珍しい文化遺産ではないかと思います」。「この 1 年も多くの親しい方たちが亡くなりました。——日本における女性の人権の尊重を新憲法に反映させたベアテ・ゴードンさん、等、私の少し前を歩いておられた方々を失い、改めてその御生涯と、生き抜かれた時代を思っています」。

また、大事なのは、はじめて女性が参政権を持った 1946 年の「普通選挙」によって国民が選択した国会議員が、日本の国会で多いに議論をし、政府提出の案を改善して作った憲法だということです。

　現行憲法第 25 条 1 項は、「すべて国民は、健康で文化的な最低限度の生活を営む権利を有する」と規定して、国民の生存権を定めています。その起源は、憲法研究会要綱の「一、国民は健康にして文化的水準の生活を営む権利を享有す」にあります。

　また、憲法研究会要綱では「一、国民は老年、疾病其の他の事情により労働不能に陥りたる場合生活を保証さる権利を有す」としています。これらを、憲法研究会メンバーの一人であった森戸辰男や、メンバーではありませんが黒田寿男などの社会党議員が、帝国議会での憲法審議のなかで、新憲法の政府案に、これらの憲法研究会要綱の内容を追加するように主張して、第 25 条に盛り込まれたのです。憲法研究会要綱は、「実に多くが日本国憲法として実現した」（原秀成『日本国憲法制定の系譜』第 3 巻、日本評論社、2006 年、629 頁）のです。

　25 条 2 項は、政府原案では「法律は、生活のすべての面について、社会の福祉、社会保障および公衆衛生の向上および増進のために立案されなければならない」となっていました。この文言は、国の責任を、立法だけでなく、行政、司法をも包括する広いものとするために、社会党議員団の提案で、「国はすべての生活部面について、社会福祉、社会保障及び公衆衛生の向上及び増進に努めなければならない」という文言に改められたのです。

5．現代の憲法と社会権

　「権力の手を縛る」というのは、国民からすれば権力からの自由

という「自由権」です。自由権だけでなく、生存権をはじめ社会生活を営むうえで不可欠な権利を認め、これらを具体化する責任が政府にあること（社会権）を認めたのが現代の憲法です。自由権というのは、貧乏になる自由も金持ちになる自由もあるということです。しかし、諸般の事情で貧乏になることが多いのも資本主義社会の現実です。現実を視野に入れて、政府は生存権など基本的人権を守りましょうというのが社会権です。

　社会権を盛り込んだのがドイツ共和国のワイマール憲法（1919年）です。151条と161条に、人間の尊厳に値する権利を保障すること、そのために政府は社会保障制度を整備することと定めています。これが日本国憲法25条にも流れています。

　平和に生きる権利は、ワイマール憲法にはありませんが、「大西洋憲章」に出てきます。これは1941年に米国がドイツとの戦争に踏み切るための大義名分を明らかにするために、イギリスとアメリカの間で決められたものです。ドイツとの戦争に勝った暁には、社会保障を拡充し、平和のうちに生きることを約束するとしたのです。これに賛成した国を連合国と呼びました。連合国に対峙したのが、ドイツ、日本、イタリアのナチズム、ファシズム、軍国主義の三国同盟でした。

　平和に生きる権利や社会保障の拡充は、連合国軍の戦争目的の中味だったのです。戦争に勝ったらそれを実行しなければ、命を投げ出して戦った人々に示しがつきません。

　「大西洋憲章」に基づいて書かれた英国の「ベヴァリッジ報告」は、「ゆりかごから墓場まで」と言われた英国の福祉重視政策の元になった本でした。1942年に出版され、1年間で60万部が売れたベストセラーになりました。ちなみに同年の米国のベストセラーは『風とともに去りぬ』でした。社会保障や平和に生きる権利について書

かれた「ベヴァリッジ報告」を英国戦争省は何十万部も買って、前線の兵士に贈りました。前線で、ドイツ軍と戦っている兵士たちを鼓舞する最高の手段と考えたのです。

社会保障と平和に生きる権利を約束して勝った連合国が戦後、社会福祉重視の政策を進めるのは当り前でした。そこが、天皇陛下のために戦った日本との大きな違いです。

しかし、日本もポツダム宣言を受諾し、新憲法を作ったのだから、まじめにやれば福祉を重視する国家になったはずです。ところが不まじめにも、1952年から憲法を学校で教えなくなり、隠し、捻じ曲げるようになったのです。しかも、それを指導し後押ししたのがアメリカであり、アメリカとの間に結んだ日米安保条約が、憲法の上に立つようになったのです。

しかし、幸いにも憲法自体は変わっていません。いま、この時期に、憲法を勉強し、素直に受け継いで、生存権や平和に生きる権利をそのままに具体化しないことには、子や孫の代まで悔いを残すことになります。

なお、健康であることは、決して個人や家族の自己責任ではありません。昔から「病気と貧乏の悪循環」と言われました。庶民は、体験からして、病気が貧困という社会的条件によって大きく左右されることを知っていました。実際にも、職場の環境や、自然環境、通勤条件、居住条件などは、健康に影響を及ぼす要因ですが、個人の努力で健康的に改善できるものではありません。また、食事や運動などの健康的生活に関わる知識・情報の習得でも、収入によって差が出ることは統計的に証明されています。

保健師の皆さんがめざし、私たちも目指すのは、どんな人でも健康になり、健康に暮らせる、社会的条件をつくることです。たとえば、水道にフッ素を入れる政策は、世界で60カ国ほどが実施して

いますが、これが虫歯を減らす効果を挙げていることも証明されています。所得に関わりなく、また虫歯予防の知識があってもなくても、皆が虫歯の予防をしている（知らず知らずのうちにも）社会が望ましいのです。こういう「健康権」は、個人の努力に任せられる（この意味では自由権です）のではなく、社会的施策によって保障するというのが社会権です。

6．wholesome を実現する仕事が保健師

憲法第 25 条 1 項「すべて国民は、健康で文化的な最低限度の生活を営む権利を有する」は、英文では the minimum standards of wholesome and cultured living です。Healthy ではなく、wholesome です。これも重要です。「wholesome」は「十全な」「欠けることのない」という意味です。「healthy」の概念は、「wholesome」よりも狭いのです。「wholesome」は身体も心も社会的にも問題のない状態を言います。「健康で文化的な最低限度の生活」は、病気しないで時々カルチャーセンターに通うということではなく、もっと大きく、「命輝く」という表現に近い、深く大きい意味です。25 条の英文である wholesome and cultured living は、「命輝く生活」という表現が、もともとの意味に近い日本語です。

また、25 条が保障する生活は「最低生活」ではありません。憲法第 25 条を根拠に制定された「生活保護法」（1950 年）第 3 条「この法律により保障される最低限度の生活は健康で文化的な生活水準を維持することができるものでなければならない」。「健康で文化的な生活水準」が主でした。英文を読むと、All people shall have the right to maintain the minimum standard of wholesome and cultured living となっていて、「健康で文化的な生活水準」の最小

限（minimum）を保障するのです。

　保健師の仕事は、wholesome という言葉に含まれた意味での、人間的健康を地域で具体的に実現していくのが、本来的で独自な内容ではないでしょうか。

7．社会保障の理解──女性の社会進出に触れて

○総合的生活保障

　世界で最も社会保障が充実し、女性の自立が進んでいる北欧では、社会保障は、雇用保障、公的扶助、社会サービスによって構成され、社会サービスには教育、住宅、所得、保健・医療、社会ケアサービスが含まれます。社会ケアサービスは 1970 年代からスカンジナビア諸国に登場した概念で、保育、介護、障がい者サービスが主たる内容です。女性の著しい社会進出や高齢化やノーマライゼーション概念*の普及などが背景となっています。社会ケアサービスは、第5の社会サービスとも言われますが、女性の自立を具体的に支える仕組みです。
※障がい者をはじめ社会的に弱い立場の人々が、他の人々と等しく生活
　や権利が保障されるよう環境整備をめざす理念

　また、ILO や WHO やユネスコや国連などでは、「社会的保護の床」を張り巡らす、などという表現が定着しています。こうした国際的動向も念頭に置いて考えると、生命・労働力、生業、および生活が成り立ち、それも現世代だけではなく、次の世代、その次の世代でも成り立つような保障を総合的に行う仕組み、つまり総合的生活保障が現代の社会保障といえるでしょう。

　この総合的生活保障を、図1（次頁)にしてみました。左上に「環境」という言葉も入っていますが、これは何世代も、何十世代も後

21

図1

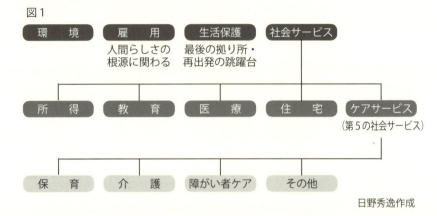

日野秀逸作成

になっても、生命が守られ、働く能力を育み・維持し、仕事が成り立ち、暮らしが成り立つための保障です。そして、最も大きな環境破壊が核戦争であり、戦争一般です。

　1950年から1995年までの社会保障に関する政府の公式な理解を表したのが、社会保障制度審議会（総理大臣の諮問機関）の「社会保障制度に関する勧告」（「50年勧告」）です。ここでは、「日本国憲法第25条は、⑴『すべて国民は健康で文化的な最低限度の生活を営む権利を有する。』『国は、すべての生活部面について社会福祉、社会保障および公衆衛生の向上及び増進に努めなければならない。』と、規定している。これは国民には生存権があり、国家には生活保障の義務があるという意である」と述べています。

　また、社会保障とは「すべての国民が文化的社会の成員たるに値する生活を営むことができるようにすること」である、とも述べています。国民の生存権が基本であり、国民の健康で文化的な生活を保障する制度が社会保障であり、国家が社会保障に対する義務を負っていることが、明瞭に述べられています。

　保健師の仕事は、まさに現代の社会保障と向きあう内容といえます。少なくとも、保健師が当面している仕事が、社会保障のどの部

分に関わっているのかを、自分のなかで明瞭にすることが、生存権を保障することを職務とする保健師にとって必要なこころがけではないでしょうか。

○生活の実態から必要になった（社会保障の必要条件）

　社会保障は、各国で、試行錯誤を繰り返し、歴史的に行われた**運動**であり、歴史的につくられてきた**制度**であり、**考え方**です。とりわけ労働と生活の現実から、必要な社会保障の内容が意識され、運動になり、政府に実現を迫り、しかも資本家などの反対と衝突しつつ、ある具体的な内容に落ち着いて、制度化され、さらにその制度が、労働と生活のあり方を変え、変わった労働と生活が、また社会保障に反映されて、社会保障も変化してきたものです。

　社会保障がなぜ生まれたか、という問いに対する最も基本的な答えは、自分や家族や近隣では対応できない生活上の困難（社会問題としての生活問題）が増えてきたことです。自分や家族や隣近所では手に負えないから、社会の責任でやりましょうというのが社会保障です。生活問題は、資本主義社会になってから、種類も量も増えました。特に、社会問題としての生活問題が増えました。

○社会運動・民主主義が不可欠・憲法が社会保障の土台

　社会保障が形成・発展されるには、つまり生活問題が社会問題へと発展するためには、民主主義の発達が不可欠です。生活問題を社会的に解決すべき問題だと主張し、行動すること、つまり社会運動が出来なければ、社会保障は形成されません。「生活の社会的保障」を要求して、社会的に運動すること、生活問題を社会的に解決せよと、声を上げ、「騒ぐ」ことが不可欠です。

　つまり、生活問題の社会問題化が、社会保障形成の必要条件なの

ですが、社会問題にするには、社会運動が必要です。社会保障の十分条件です。そして民主主義がなければ、たとえば結社の自由や、思想信条の自由や、表現の自由や、集会・デモの自由や、議会制政治や普通選挙権の確立などがなければ、社会運動は困難であり、社会保障の形成は困難です。

　戦前の日本には、社会保障は存在しなかったのです。主として民主主義がきわめて限定されていたからです。社会運動が発展する条件を奪われていたからです。思想・信条の自由、調査・研究・表現（発表）の自由、団結権、結社の自由等々がなければ、社会運動は発展しません。日本では、こうした諸権利は憲法によってはじめて保障され、それを基礎に、社会保障運動が展開され、社会保障制度が作られたのです。

○歴史的実例──小児麻痺・BCG

　大臣や次官・局長など、戦後の医療行政に直接関わった政治家・官僚が、自らの体験を語った記録が『戦後医療保障の証言』（小山路男編著、労働経済社、1982年）という本になっています。1960年頃に小児麻痺（ポリオ）が流行しました。自民党は、有効だったソ連製の生ワクチンを輸入することに強く反対しました。ソ連から恩を受けると外交的に不利だということが、反対の理由でした。

　当時の厚生大臣の古井喜実氏は、「ところが母親たちになりますと、ポリオには非常に恐怖心をもっておりまして、だんだん、だれがたきつけたのか知らないが**騒ぐのですよ**、何とかしろ、ポリオをなんとかしろと」（265頁）。太宰博邦厚生事務次官は「厚生省が取り巻かれたのだから。薬務局長なんていうのは昼の時間に庭に引きずり出されて、どうしてくれる、どうしてくれると……。親が来て、こんなに発生しているのに厚生省はどんな手を打つのだという、こういう詰問ですよ。

……毎日つるし上げというような格好でしたよ」（267頁）。

　子どもを背負った母親たちが、守衛の制止も聞かずに、どんどん厚生省の中庭まで入って行って、小児麻痺の予防をしっかりしなさい、生ワクチンを導入させなさいと、薬務局長などに迫ったのです。この結果、ソ連から生ワクチン1,000万人分、カナダから300万人分を緊急輸入しました。これは、生後3ヶ月から6歳未満の全乳幼児と、流行地の6歳以上の児童すべてに投与できる量でした。**まさに当事者である母親たちの社会的運動が、小児麻痺予防の特効薬であった生ワクチンをソ連などから導入させたのです。**

　こうした運動のことを、厚生省や大臣などは、「騒ぎ」と表現しています。騒ぎというのは、母親たちをはじめ、労働組合や医療団体、中央社会保障推進協議会（中央社保協）などが一体となって、「子どもたちの生命」を守り抜いた歴史的な闘い、社会運動のことです。このエネルギーが、60年、70年代の地域環境を守り、公害に反対する闘争へと引き継がれました。

　社会保障を良くするには、「騒ぎ」を起こさなければならないことを、当局が証明していますが、結核予防のBCG接種では、大きな瘢痕が腕に残ることへの不満が強まりました。当時、公衆衛生局長だった山口正義氏は、「それからもう一つ潰瘍の問題です。BCGの接種によって潰瘍が出来ることは事実です。……いまはそうでない。経皮接種という針でぽっと押すだけです。それは研究して変わりました。**あれだけ騒がれた結果**、そのように改善されました」（120頁）と語っています。この問題でも、「騒ぎ」がなければ改善されなかったのです。

○社会保障を自助・互助とする反憲法的社会保障観
　50年勧告は、社会保障が憲法25条の具体化として、国民の権

利であり、その拡充は国の責任であることを明記していました。ところが、1990年代半ばから、財界の主流が、経済のグローバルに対応したアメリカ的経営（新自由主義的経済・経営）を目指しました。画期となったのが「舞浜会議」です。1994年2月25日、千葉県浦安市舞浜の「ヒルトン東京ベイホテル」に、経済同友会の主要メンバー14人が集り、バブル経済破綻後の不況に対応する、これからの企業経営のあり方を、泊まりがけで議論しました。それは「今井・宮内論争」として伝えられています。

宮内義彦氏（当時オリックス社長）は、「企業は株主にどれだけ報いるかだ（＝株主資本主義）」、「雇用や国のあり方まで経営者が考える必要はない」、「我々は効率よく富を作ることに徹すればいい」などと発言しました。これに対して今井敬氏（新日本製鐵社長）は「それはあなた国賊だ」、「一番重要なのは従業員の処遇だ」、「終身雇用を改めるなら経営者が責任とって辞めたあとだ」などと反論したのです。

この論争は「国賊側」の勝利で決着しました。「国賊側」の経済思想が新自由主義です。

勝ち組の牛尾治朗（ウシオ電機会長、経済同友会終身顧問）が主導して、1997年に『市場主義宣言』（経済同友会）を発表しました。新自由主義の立場に立つ財界人の「バイブル」的存在が、経済同友会の「市場主義宣言——21世紀へのアクション・プログラム」（1997年1月9日）と言えます。この宣言は、生活保護以外の社会保障は、市場での売り買いに委ねるべきだと主張しました。舞浜会議に同席していた品川正治氏（日本海上保険相談役・当時、全国革新懇代表世話人を務めた）は、「結局、舞浜が、企業も国も漂流を始めた起点ということになった」と振り返ります（「朝日新聞」2007年5月19日）。

翌年には、社会保障制度審議会「95 年勧告」が出され、ここでは、「社会保障は、こうした私的な相互扶助の社会化ということができる」として、「50 年勧告」から大幅に公的責任を後退させ、社会保障を「みんなで支える助け合い制度」と見なして、憲法 25 条を事実上、形骸化してしまいました。

○自民党改憲草案が描く女性と社会保障のあり方

　安倍政権下での社会保障改悪は、自民党の日本国憲法改正草案(以後、改憲草案、2012 年)を起点にしています。改憲草案は、現行憲法の前文を全て削除し、「家族や社会全体が互いに助け合って国家を形成する」に変更しました。『自由民主党改憲草案 Q&A』(自由民主党憲法改正推進本部、2012 年 10 月発行)では、「国民は国と郷土を自ら守り、家族や社会が助け合って国家を形成する自助、共助の精神をうたいました」(5 頁)と解説しています。

　第 24 条に 1 項を新たに設け、「家族は、社会の自然かつ基礎的な単位として、尊重される。家族は、互いに助け合わなければならない」と規定しました。国家主義と家族主義の強調です。社会の単位が個人だという近代的憲法観ではなく、家族を単位として国家が成り立つという、大日本帝国憲法的な歴史的逆転思考に立脚しています。

　社会保障との関係では、個人の責任と家族の助け合いで生活を営めという立場を鮮明にしています。自助努力、互助努力の強調です。前文と 24 条 1 項に示された国家主義や家族観が、安倍政権の社会保障攻撃を支えていて、「女性の活躍」と矛盾します。

　安倍政権になってからの生活保護攻撃の内容に、「扶養義務者の責任追及」が挙げられますが、改憲草案第 24 条第 1 項は、この攻撃に憲法的根拠を与えることになります。

8．連帯と協同で住みやすい地域を創る

○内閣府の二つの調査

　2014 年 8 月に、内閣府が「人口、経済社会等の日本の将来像に関する世論調査」を行い、いま居住している地域が活力を取り戻したり、さらに活性化するために、特に期待する政策はどのようなものか、を尋ねました。上位を占めたのは以下の 4 つです。

「多様な世代が共に暮らせるための福祉、医療の充実」45.5%
　⇒絆と施設・サービス

「地域に雇用を生み出す新産業の創出」42.6%　⇒雇用と所得

「安心して住み続けるための防犯、防災対策の充実」(37.7%)
　⇒安心・安全

「商店街の活性化対策や、まちなかの居住環境の向上などの中心市街地の活性化」(37.2%)　⇒個人消費の拡大と住みやすさ

　また、内閣府「国土形成計画の推進に関する世論調査」(2015 年)では、「地域において住民が生活を営んでいく上で、主に自助、共助、公助という 3 つの考え方がありますが、本格的な人口減少・高齢化時代を迎え、財政的な制約も厳しくなっていく中で、あなたはどの考え方を最も重視しますか。この中から 1 つだけお答えください」という設問があります。「地域における住民の生活は、個人が自立して営んでいくべき（自助）」が 16.3%、「地域における住民の生活は、住民が互いに協力しあって営んでいくべき（共助）」が 44.9%、「地域における住民の生活は、行政が中心となって支えるべき（公助）」が 33.4%。政府・財界が強調する「自助＝自己責任」は、最下位です。

　一択の問いであることを考慮すると、ここには、国や自治体の責任（憲法 25 条や地方自治法に規定された責任）を重視し、地域の

人びとが協力し合って生きていくのが、大多数の国民・住民の考え方だということが示されています。目的を同じくする人びとが手を結んで自発的・自覚的に活動する協同と、地域社会全体に関わる業務を公平に進める共同の力とに依拠して、孤立・競争から連帯の社会へ転換させ、個人の尊厳と立憲主義と平和を基盤にした社会を求めること。憲法と社会保障を基礎にして、9条と25条を土台にして、労働者、多くの普通の人びとの共同・協力に依拠して、13条が示す幸福な社会、自分らしく生きることが可能な社会を作ることが、保健師の仕事の核心ではないでしょうか。

○医療・福祉・介護・保育は真の成長産業＝雇用の切り札

　介護や保育や保健や医療を含む社会保障サービス分野は、高齢化や少子化、なによりも人間の尊厳に値する生活を求める国民的要求を背景に、客観的に需要が増えています。医療・福祉分野の労働者が近年、急速に増加していることに端的に表されています。

　2000年から2015年までの4回の国勢調査で、「医療、福祉」部門の従事者が、2000年（427万4000人、6.8%）、2005年（533万2000人、8.7%）、2010年（612万8000人、10.3%）、2015年（711万2000人、12.2%）と、283万8000人増加。15歳以上の就業者全体に占める割合もこの間に6.8%から12.2%へ、大きく増加。実数、割合とも増加が最大なのが「医療・福祉」部門です。

　医療・介護や保育を含む社会保障サービス分野が、いかに将来性豊かな、しかも国民の幸福な生活に直結する、拡充を切望されている分野であるかがわかります。

○ 25条に立脚した生存権保障産業へ

　問題は、大きな産業分野に成長している「医療・福祉」労働者が、

劣悪な雇用条件に置かれていることです。安倍政権は、「医療・福祉」分野を成長戦略のターゲットとし、「産業化」の名の下に、営利性を一層強めようとしています。保育も介護も医療も、その切実な社会的需要は、可処分所得の少ない庶民からのものであり、個人消費が冷え込んでいる現状のままでは、経済的な有効需要にはなりません。保育士や介護士や医療関係者の確保に十分な賃金にするには、公的な財政支援が不可欠であり、アベノミクスではできないのです。

憲法25条に依拠した、国の責任を土台とする公的社会保障として、保育・介護を含む社会保障分野を位置づけ、成長させることが、わが国の緊急の課題なのです。

憲法と社会保障を基礎にして、9条と25条を土台にして、人びとの共同・協力に依拠して、13条が示す幸福な社会、自分らしく生きることが可能な社会を作ることが、皆さんの、そして私たちの課題なのだということを訴えて話を終わります。

> シンポジウム「保健師の未来を語る」
>
> # 全ての住民の健康を守る保健師の役割
>
> 山本 昌江（長野・阿智村）

1．阿智村の保健師業務の特徴

　私は5年前に25年間勤めた埼玉県の所沢市役所を退職し、長野県南部にあります阿智村役場に再就職しました。人口34万人、年間出生が3000人という所沢市から、人口6500人、年間出生も50人という村に移住しました。自治体が大きくても小さくても忙しいのはあまり変わりませんし、やらなければいけないことは同じだなということをすごく感じています。

　現在、阿智村は3人の保健師で仕事をしています。受け持ち人口は2200人ほどですが、所沢市と同じくらいの受け持ち面積を1人で担当しています。私は、阿智で働くようになって全ての住民の健康を守るということの大事さと大切さを、より一層強く感じています。

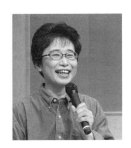

　阿智村の保健師活動は地区担当制です。しかし私が来るまでは、完全な業務分担制でした。母子保健、成人保健、包括のスペシャリスト3人で、業務分担制で仕事を行っておりました。私が赴任してこの5年間で、今の体制に作り変えてきました。現在は、母子・成

人・障害・高齢者や地域包括等の業務も含めて、自分の受け持ち地区の業務はすべて1人で行います。

阿智では同居が多いので、新生児訪問に行くと高齢者がいるのは当たり前です。そのため家族まるごと地域まるごとの支援ができて、地域の課題もつかみやすくなってきました。少ない保健師でやりくりしているので、日中はほとんど自席にいられません。電話相談は保健師専用ダイヤルという携帯を持って、それで対応しています。

もう一つの特徴は、夜の仕事が多いということです。村内56集落の年1〜2回健康学習会や保健委員会など、住民との話合いはすべて夜行われます。住民の多くは昼間、仕事や農作業などで忙しいので、全ての住民を対象にするのであれば住民が集える夜に役場が仕事をするというのは、阿智村では普通のことになっております。

2. 阿智村ではじめて経験したこと、私の知らなかった住民の困難

阿智村で、地区担当制で働くようになり、今までの業務分担制では経験できなかった対象者にも携わるようになりました。その一つが障害児者です。特に医療的ケアが必要な重心児については、ほとんど経験がなかったので戸惑いました。立て続けに2名の重心児が生まれ、現在4名のケースに係わっています。

当村は、レスパイト先も高速で2時間先まで行かないとないため、この村で重心児を育てることは並大抵のことではありません。福祉職は、サービス調整はしてくれますが、児の発育発達を促す視点での支援には医療や保育の力が必要です。重心児が地域で育っていくための環境づくり全般を、発達の見通しをもって担える職種は保健師しかいません。しかし、業務分担で国の政策に合わせて仕事をしていると、障害児者への関わりが薄くなっているように思います。

昨年は、障害者計画策定にあたり、私たちは重度障害者の家族全員から聞き取り調査を行いました。家族会の方から、アンケートで安易に実態をつかむのではなく、保健師に訪問して聞き取りをして欲しいと要望があり、3ヶ月かけて調査を行いました。私にとっては、はじめて聞く話ばかりで、驚きの連続でした。この聞き取り調査により、多くの課題が浮き彫りになりました。これらの声をうけて、当事者を中心とした組織を立ち上げ、話し合いや学習活動を行っています。

　さらに深刻だったのは、知的障害者の高度肥満の問題です。20代30代で糖尿病を発症し、40歳で腎症になっても、生活改善がまったくできていない現実がありました。この人たちが透析になり、親がいなくなったらどうしたらいいのだろう。これらの人たちがすべて国保加入者とはかぎりません。私たちは今、一人ひとりの受診に付き添い、主治医と顔を合せながら相談し、家族と今度の生活プランについて話し合っています。でもなかなか上手く改善しません。根気強くやっていくしかないと思っています。

　どこの自治体でも透析予防には、力を入れていると思いますが、透析になった人たちへのケアはどうでしょうか。私がそのことに気付かされたのは、1年目の記録的な大雪の時でした。除雪担当から、「優先して除雪をする人の家はどこか」と聞かれたのです。透析の人がどこにいるという把握していましたが、その人がどこの病院にどんな交通手段で何曜日に行くかまでは把握していませんでした。その後、透析者全員を訪問し、詳細に聞き取りを行いました。全ての住民の命を守るということの責任は重いと感じました。

　透析患者さんの訪問はとても喜ばれましたが、中には「透析になって多額の医療費を使っていると思うと、申し訳なくて顔向けできない」と話す人が何人もいました。当事者につらい思いをさせている

一端が保健師にもあるのではないかと悩みました。本来なら、透析が必要になっても誰もが安心して受けられることが、健康権や生存権の保障のはずです。そのためには医療費の確保のみならず、移送の問題、何より透析患者が肩身の狭い思いをしながら暮らさなければならないような地域をつくってはいけないはずです。

3．保健師に期待されていること

　全ての住民の健康を守るためには保健師だけの努力では限界があります。庁内や他職種との連携が必要です。部署を超えた職員集団が知恵を出し合うことで、質の高い支援が可能となります。

　村では住民から相談があれば、課も係も関係なく、関係する職員が一丸となって対応することは当たり前になっています。そして何より「困ったらまずは保健師に相談してみよう」という雰囲気があるのです。

　頼りにされることは、私たちの働き甲斐にもつながります。ありがたいことに保健師を増やして欲しいという要望は、住民からもまた職員からも上がってきます。それはたぶん共に悩み知恵を出し合うことをずっとやってきたからではないかと思っています。保健師は「何でも屋」であるからこそ頼りにされてきたのだと思います。地域全体を見通し、家族まるごとの実態を把握し、いつでもどこでも訪問ができる、そして何より地域の課題を解決する力を住民と共につくっていく「何でも屋」の存在は、行政の中でとても重要なのだと私は確信しました。

4．自治体ではたらく保健師の未来

　特定健診が始まって以降、成人保健に関して保健師が意識する対

象が、住民＝国保加入者と狭くなってしまったように思います。国が保健師に求める役割が医療費削減に偏重していく中、現場では国保の医療費を抑えることが我々の使命だと真面目に考える保健師が増えていくことに、私は危機感を感じています。

　医療費削減が保健師業務の評価になれば、透析などの高額医療を受けなければならない状態になった住民に対して、「保健師の評価を下げる人」としか見なくなってしまうのではないでしょうか。また効率が優先されれば、予防効果の低い住民に対しては、支援対象から除かれてしまうかもしれません。例えば、社会保険の家族や知的障害の生活習慣病患者、住民票のないホームレスなどは私たちの意識から消えてしまわないでしょうか。

　確かに国民皆保険制度を維持していくことは重要な課題です。しかし医療費の根本的な問題は、高齢化に伴う必要な医療費が確保されていないことです。国保料が高くなったのも、元々は国庫負担を半分まで削減してきたことが主な原因です。主たる原因が国家予算の使い方や再配分に問題があるにもかかわらず、医療費の高騰原因を国民の健康管理の怠慢や保健師の力量不足であるがごとくされてしまっていいのでしょうか。住民の生命と暮らしを預かる自治体保健師は、住民の困難を明らかにしながら、こうした国の政策と社会保障のあり方を問い続けることが必要だと思うのです。

　昨年私たちは、特定健診の受診率をあげるために、未受診者に対して、全数訪問を行いました。その結果、３割の人は「自覚症状がないから受けない」という理由だったのですが、残りの７割は引きこもりや精神疾患、貧困など、福祉的な支援が必要な人たちでした。この７割の住民が健診を受けることができるためには、社会のしくみを変えなければなりません。私は、こうした現実を住民と共有しながら、国の社会保障政策の問題を住民と共に学び合える機会をつ

くっていきたいと考えています。

　私は、「迷ったら住民に聞く」をモットーに仕事をしています。先日、第3期の特定健診・特定保健指導に向けて、住民と話し合いを持ちました。その中で、来年度からのインセンティブ事業で国が推奨する健康（幸）ポイント制度についても議論しました。住民からの反応は、私たちの予想を上回る憤りの声でした。

　今の国の政策は、現場のやり方まで一律な方法を強要し、それを財源に反映させていくため、阿智村のような7割を交付税に頼っている小規模自治体においては、なおさら国に逆らえない仕組みになっています。いったい保健師は何のために仕事をしているのかわからなくなってきます。

　しかし、自治体に働く保健師は、住民の生命を守る最後の砦です。保健師に未来があるとすれば、住民の生命と暮らしを脅かす政策に毅然と対峙して、住民と共に学び合いながら、自治の担い手である住民が政治を良い方向に導けるように、どこまでも住民と共に歩み続けることしかないのではないでしょうか。そのための知恵と勇気をこの「つどい」で得ていきたいと思っています。

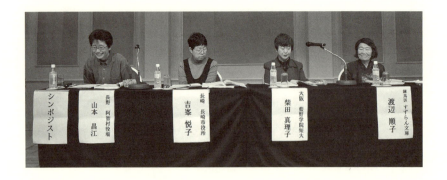

> シンポジウム「保健師の未来を語る」
>
> # 保健所統廃合後の実態と保健所保健師の課題
>
> 吉峯 悦子（長崎・長崎市役所）

1．長崎県保健所の統廃合

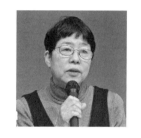

　長崎県は離島を多く抱えています。昭和19年10月に長崎市と西彼杵群1町20村を管轄区域とする長崎保健所が開設しました。昭和23年に長崎市が新たに保健所を開設しましたので、長崎市を除く2町23村で長崎保健所が始まって、その後県立保健所が設置されていって、13保健所になっていました。そして平成9年4月の地域保健法の全面施行で、二次医療圏毎の8保健所に県立保健所は統廃合されました。

　離島保健所は壱岐、対馬が名称変更のみで、五島、上五島保健所がそのまま残っている形、どちらかというと、陸続きの保健所で統廃合がされてきました。

2．長崎市保健所の統廃合

　長崎市の場合は、昭和23年に長崎市保健所が発足し、そのあと、昭和26年に稲佐保健所が業務を開始して2つの保健所になりました。それから昭和40年には、母子保健法の施行により母子健康管

理制度が発足しました。長崎市の場合、その当時から県と連携とい
う意識は薄くて、長崎市の保健所としての業務を行っていたという
印象があります。ただ勉強会は、県の保健所と市町村の保健師が一
緒に進めていました。

　長崎市も県の保健所と一緒で、平成9年に中央・北保健所と2
つあったものが、長崎市保健所1箇所に統廃合されました。

　ただその後、平成17、18年に市町村合併が進んで、それまで県
の管轄だった区域が長崎市に合併されて、逆に長崎市の行政区が広
がったという形になりました。また平成20年には各行政センター
精神保健業務を地域保健課へ集約しました。平成26年には、中央
保健センター及び北保健センターを廃止しています。

3．保健所保健師業務の変化

　長崎市に限らず保健所保健師業務の変化ということで、昭和53
年に健康づくり事業が開始されて、それまでの国保保健師から市町
村保健師へ移管になり、昭和58年に老人保健法の制定がされまし
た。それから、平成9年には地域保健法の制定で、母子保健業務が
移管され、精神保健福祉業務も移行をしてきています。

　昭和19年までに全国770箇所の保健所で業務を開始ということ
で始まっています。一番保健所数が最大だったのが平成3年から4
年にかけて852箇所でした。平成29年5月の時点では481箇所
に統廃合が進んで減ってきています。その中で一番多かった時、平
成3年から4年には県型の保健所は636箇所でしたけれども、平
成29年5月には県の保健所数は363箇所となっていました。平
成3、4年の最大の時の半数近くに保健所が減少しているというこ
とになります。

法律の変遷により、保健師業務が変化しているところは、

①保健サービスの市町村への権限移譲

②市町村による保健と福祉の一体的なサービス提供体制の構築

③保健所運営に関する全額一般財源化

④保健医療に関する事業の届出の受理や許可の権限を保健所設置市に委譲

⑤保健所設置市の指定基準が人口35万人以上から人口30万人以上へ緩和

　長崎市も中核市になった時点で、中核市の保健所設置市という形で、業務を行っています。

　現在では、保健所業務の市町村への権限移譲が大幅にすすみ、対人保健分野においては市町村、保健センターが中心的な役割を担うようになってきています。その結果、保健所の役割は、対人保健分野では広域的に行うべきサービス、感染症、精神が主になり、限定的となり、対物保健の食品衛生、生活衛生、あるいは環境衛生が主なものとなってきています。

４．地域保健基盤の動向

　保健所の数は、平成23年には、都道府県立373箇所、政令指定都市立50箇所、中核市立が41箇所、その他政令市立8箇所、特別区立23箇所の合計495箇所に減ってきています。平成29年の数は、都道府県立363箇所、政令指定都市立41箇所、中核市立48箇所、その他政令市立6箇所、特別区立23箇所の合計481箇所になっていました。

　平成22年の1月の調査の中では保健所の組織体制も変わってきています。道府県の設置する保健所のうち地方振興局の内部組織ま

たは出先機関であるものが38.0％です。政令市型保健所のうち本庁内の一部、署や支庁の内部組織であるものが70.6％となっています。また、保健所の形態は、単独型は38.1％であり、福祉や環境との統合組織が61.7％と多くなり、統合組織の長が保健所であるものは49.4％でした。

　活動体制についても、平成21年の調査では、保健所の保健師の業務担当制が半数の約54.2％、業務・地区担当の併用が44.3％という形でした。

　地域保健人材の配置状況では、保健所にはいろいろな専門職種をおくこととされています。保健師については、平成23年度保健師活動領域調査によると、保健師数、市町村保健師は19,031人、保健所設置市、特別区の保健師は7,991人と毎年増加傾向になっています。一方、都道府県保健師は4,975人と、ここ数年横ばいないしは減少傾向でした。平成28年の調査でみると市町村保健師は20,110人、保健所設置市、特別区の保健師は8,790人となっています。都道府県保健師は4,999人とあまり変わらない状況でした。

　平成20年度には、特定保健指導の実施と健康づくりに対応するための措置として、新たに市町村保健師を約1400人分、平成23年度には、自殺対策の強化のため、新たに市町村保健師を約1400人分、都道府県保健師を約70人分の地方交付税措置がされています。

5．現場からの意見

　市町村と保健所の連携について、都道府県の声としては、市町村と保健所のコミュニケーション不足により、うまくいかない事例が出てきている、最近はそのような傾向があるという意見がありまし

た。あるいは、定期的に保健所で管内保健師の研修会やケース検討会を随時持つなどして、意思疎通が図りやすい環境を作り、市町村との業務のすみ分けや連携は上手くできているという意見もありました。

「市町村の求めに応じる」体力、余力が保健所には無いのが実情です。保健所機能を発揮するためには、技術職の増員だけでは達成できず、同時に事務職の配置強化が必要ではないか、市町村からの要請があるまで待つべきだ、という意見もあります。保健所設置市が多くなり、設置自治体の意向により多様な保健所が誕生し、保健所設置市の増加は望ましい姿と考える、という都道府県の意見もでていました。

ただ、県型保健所からの意見としては、平成10年度から業務分担で、市町を総合的にみて企画・評価する力が弱くなったと感じるという意見があります。

市町村の声としては、感染症分野では、保健所からもっと支援があってもよかったのではという意見があります。全体として市町村の保健師と保健所の保健師との関係は希薄です。自殺対策は県がリーダーシップをとりあってほしい。統計データも求めに応じて提供して欲しい。県の保健師は何をすべきかわからなくなっているのではないか。保健所職員は、市町村の業務経験者の減少により、市町村業務についての照会に対応しきれない現状にある。近隣に保健所があったときに比べると支援の回数は減ってきている、という声がありました。

6．地域保健対策の推進に関する基本的な指針の一部改正について

保健所は、地域における疾病の予防、食品衛生、環境衛生及び廃

41

棄物対策等の公衆衛生・環境保全行政の中心的な機関として、住民の健康の保持及び増進に大きな役割を果たしていますと書いてあります。しかし、私の中ではクエスチョンマークがあります。どちらかというと、感染症や災害の時の健康危機管理という所にウエイトを占めてきているのかなという印象がありました。

7．保健所の運営及び人材確保について

　地域保健対策に関する専門的かつ技術的な業務について機能を強化するとともに、地域保健対策への地域住民のニーズの把握に努めた上で、専門的な立場から企画、調整、指導及びこれらに必要な事業を行うとともに市町村への積極的な支援につとめること、ということが書かれています。

　県型保健所の場合は、管内の市町村を全体把握した中で、町ごとの健康づくりが推進できるような支援をもっとしていく必要があるのかなと思う一方で、長崎市の場合は保健所機能と市町村機能と両方を兼ねる中での業務の考え方というのはやはり、保健師がもっと意識した中で、とりくむべきかなということを考えた次第です。

　県型保健所の保健師は、最近統廃合が進んだ以降、市町との関わり、あるいは住民との接点も少なくなってきているので、地域が見えにくくなっているという声をよく聞きます。長崎市の場合も、市町村業務がウエイトの多くをしめている中で、昨年の10月からそれまでの業務分担を見直して、地区担当制にしています。長崎市全体を4つの行政区に分けて、保健師の保健業務だけでなく、まちづくり分野、それから福祉、保健が横の連携で住民サービスを提供することとなりました。まだ職員の意識はしっかりしているわけではありませんけれども、保健師だけでなく、事務職、技術職が一緒に

なって健康なまちづくりにとりくみ始めた、外枠がようやくできたかなと思っています。今後も公衆衛生の視点で住民の生活に寄り添う地域活動にとりくんでいければならないと考えています。

シンポジウム「保健師の未来を語る」

保健師教育の変遷と今後の課題

柴田 真理子（大阪・藍野学院短大）

1．はじめに

私は、教育の世界で 25 年働きましたが、この間、保健師教育は数回の大きなカリキュラムの変更がありました。

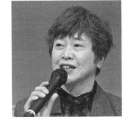

私は 1975 年 4 月に大阪府保健所に就職しました。その頃、大阪府は保健所を増設し、保健所・支所合わせて 29 カ所ありました。私が配属された保健所は人口規模の大きなところで、保健婦（当時名称）が 20 名いました。今と違って、公務員がとても楽しく働けた時代でした。新人が 4 名も入って、勉強会も活発でした。現場で素晴らしい先輩方達から指導を受けただけでなく、自治研活動や自主的な勉強会も多く、学びながら仕事ができました。

当時結核患者が多くて、保健師は「飲んでますか！」と服薬の声

かけをする「アリナミン保健師」の時代でした。次第に治療薬も変わっていくし、保健指導も変わっていかなくてはと、先輩保健婦から誘われて結核勉強会に参加しました。それから、乾死乃生さんという、難病の活動では非常に熱心にとりくまれた保健師が師長でしたので、事例を持ち寄って勉強会もやりました。地区組織研究会、母子保健研究会など様々な学習会がありまして、保健師たちが育てられていくような環境でした。

　それからこの全国保健師活動研究会の前身「全国自治体に働く保健婦のつどい」の大阪版で、「若いと思う保健婦のつどい」もありました。各々の活動での課題や資料を持ち寄って、今後どのような活動をしていくべきか学習を重ねました。ブックレットの発行も行いました。

　私は3か所の保健所で計18年勤務し、縁があって平成5年4月に教育の世界に転職しました。退職する時、「教育はあなたが一人でするのではないよ。私達が見守っているよ」と職場の仲間に温かく背中を押されました。

2．保健師教育の変遷

（1）戦前〜昭和26年

　保健師教育は、戦前から戦後に大きな山場があります。日本は大きな戦争に向かって、「産めよ増やせよ」「健兵政策」、栄養学、感染症にプラスして、将来軍隊で働くような丈夫な赤ちゃんを産むという人口政策が主流を占めていた時代でした。

　まず昭和16年、その時1種2種3種という資格の種類がありました。教育科目として、栄養学、母性、感染症、社会事業、社会保険の単位もあります。

次に昭和 19 年、終戦が近くなっている頃ですが、上記に加え、体育鍛錬、健民修練などの科目があります。

　昭和 20 年には、保健婦業務に加えて学校保健や勤労衛生、疫学、社会統計など今の保健師教育と同じような科目が入ってきています。この頃は臨地実習 3 ヶ月、病院実習 1 ヶ月、産院実習 1 ヶ月と半年近くの実習が組まれています。

　昭和 22 年になると、保健指導という言葉が出てきます。精神医学、優生学などの科目もあります。

　昭和 24 年には修業年限 1 年、公衆衛生看護という言葉が生まれています。日本国憲法で、公衆衛生、社会保障という言葉が国民に知らしめられたということが、保健師教育にも影響しているのかなと思います。臨地実習 3 ヶ月のうち、保健所実習 2 ヶ月となりました。

（2）昭和 46 年〜

　昭和 46 年、近代的な保健師教育の第 1 次改正がありました。修業年限が 6 ヶ月以上、公衆衛生看護論として、歴史・対象の特性・活動の場・展開方式・接近方法というような科目が入ってきました。実習は 180 時間。

　平成 2 年第 2 次改正として、地区活動論、家族相談援助論などに加え、衛生教育が健康教育という言葉に変わってきています。

　平成 9 年第 3 次改正、この時に保健師・助産師・看護師の養成カリキュラムの大きな改正が行われました。統合カリキュラムとなり、この頃から 4 年生大学がどんどん増えていきます。4 年間で保健師・助産師・看護師の 3 つが取れるようになりました。それまでは看護師 3 年、保健師 1 年、助産師はさらに 1 年の計 5 年が基本でしたが、4 年間で 3 つの資格が取れるようになったのです。この統

合カリキュラムでは、助産師に関しては人数制限がありました。ところが保健師の場合には、健康教育を何回したとか赤ちゃんの訪問を何回したというような制約はありませんので、学生全員が取れるということで進んだのです。

　また、この時に公衆衛生学が地域看護学となり、また在宅看護も地域看護の一部という論調が大きくなっていた時期です。

　臨地実習も前期2日、後期15日というように短くなり、実習先では、「えっこんな短い期間で何学べるのか」と言われることもありました。全国保健師教育機関連絡協議会という組織があります。100％加入ではありませんが、かなりの学校が参加されています。その中でも、この統合カリキュラムで保健師の教育レベルが上がっただろうかと協議を重ねていきました。内容に関しても、在宅看護が地域看護に入っていいのか、保健師活動は地域看護ではなく、公衆衛生活動ではないのかなどの議論も行い、「公衆衛生看護」の復活とカリキュラムの内容も検討しました。

　平成21年第4次改正、平成23年第5次改正が行われました。大阪府でも統合カリキュラムで、1000人を超える保健師学生の実習を行うことになりました。しかし、本当に保健師になりたい学生とそうでもない学生に、実習に関して大きな意欲の差を指導者も感じ、平成22年から実習の受け入れは200人まで、保健師も選択性となりました。実習は、大学院が優先順位1番、次に専攻科、次に大学の選択性となりました。

　保健師活動そのものが企画調整、政策立案、PDCAサイクルとかソーシャルキャピタルの醸成など、求められることが山ほどあります。その中で保健師の専門性は一口では説明しにくいものがあります。学生は実習で保健師の姿を目の当たりにして、生の声を聞いて、保健師が何を意図として事業をやっているかを学び、ようやく授業

で学んだことがそうなのかと辻褄が合ってきます。学生には卒業時の到達度目標を細かく提示するなど、教育も方法論も活発に議論しています。未来を担う学生の教育の場と実習先が協働し、学生を育てていくというが大切だと思います。

シンポジウム「保健師の未来を語る」

住民の立場から保健師に伝えたいこと

渡辺 順子（練馬区・すずらん文庫）

1．すべての子どもに ことば（母語）の喜びを！

　我が子の言葉を豊かにするために、絵本が、日本語の缶詰になっている、基本になっていると気づき、絵本を子育てに使うということをはじめました。「すべての子どもに、ことば（母語）の喜びを」ということで、我が子で10年、その後10年の実践を踏まえて、家庭文庫を始めました。それはまだ「テレビ子守り」という言葉なかった時代ですが、私はテレビ子守の先端を行っていました。その反省を踏まえ、わが子と地域の子どもたちに、もっと楽しい本物の文化があるということを伝えたくて、自宅の1室を開放してすずらん文庫をはじめました。今まで約1,000人の子どもたちが、絵本と出会って読書好きになって、卒業して

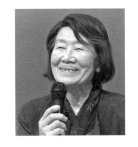

いきました。

　保健師さんの未来ということでは、憲法25条を実践して欲しいというその一言です。そして、私がもうひとつ大切にしている法律は児童憲章です。これは母子手帳にも載っていますが、皆さん方はどんな風に説明していますか。私は我が子を身ごもり母子手帳をもらって、はじめて児童憲章に出会い、すぐ熟読しました。

　私が子育てグループを始める時には、まず児童憲章の確認からスタートします。児童憲章の最初には、「日本国憲法の精神にしたがい、児童に対する正しい観念を確立し、すべての児童の幸福をはかるためにこの憲章を定める」とあります。次に「人として尊ばれる」「社会の一員として重んじられる」「良い環境の中で育てられる」という柱があります。憲章は12項目から出来ていますが、全ての項目が「すべての児童は」から始まっています。この内容をすべての妊婦さんの教育に、噛み砕いて話されたなら、母子心中や虐待なんて起こるはずがないと思います。

　私は3人の子育てをしましたが、3人3様。子どもの主体性を尊重すると、みんな違います。

　ユニセフが毎年、「世界子供白書」というものを発行しています。これを練馬の保健師さんに教えてもらって毎年読んでいます。この白書の2001年版に出ているのが、0歳から3歳までの幼い子どもケアの重要性です。「新生児は1,000億個の脳細胞をもって生まれる」ものであり、生まれつき差があるわけではない。その後の生活環境や国の貧困度によって、差がついてしまう。どんな子どもも、人間として育つために生まれてきているわけです。そして、言葉は民族によって違いがありますが、子ども時代は民族の言語で育ったほうがいいです。さらに絵本には日本語がたくさん入っているということで、子育てに絵本を積極的に取り入れました。

2．絵本は"心の栄養""親と子の心を結ぶ"そのポイントは？

　乳幼児期に、身体を育てることは、栄養士さんや保健師さんからおっぱいや離乳食の指導を受けました。しかし、肝心の心の栄養についての指導は、保健所からはありませんでした。そこで我が家では、豊かな心を育てるために、絵本を心の栄養にしようと思ったのです。

　本当は心の栄養士は、図書館の児童担当司書です。しかし、図書館界は、自治体の事務職が異動でくるくる替わります。保健師の皆さんたちに期待と希望があるのは、国家資格を持ち、日々自治体の中でこれほど全ての国民について、本気で仕事をしている職種は保健師しかいないからです。私はこの次に生まれてきたら保健師になりたいと思っているくらいです。

　人が生きるということは、健康で命を維持していくわけで、それに直接関わる公務員は皆さん方です。図書館は今民間委託や指定管理になっていますが、皆さん方は公務員であるということを手放なさず、死守していただきたいです。国民の命は皆さん方が握っているのです。

　私は家庭文庫を始め、親たちに「心の栄養」と言ったら、あるお母さんは、疲れているのに、10冊でも20冊でも読んでいるのですが、24時間の中の、絵本読むのは10分か15分でいいのです。それ以外はしっかりした食生活と五感を使って直接体験を豊かにすること。それで三大栄養素　(1)自然とのふれあい　(2)人とのふれあい　(3)絵本とのふれあい、と言うようにしました。一番重要なものは自然とのふれあいの直接体験です。そして、母子家庭のような環境にいるお母さんもいます。そこでさまざまな人とふれあえるよう

49

に、児童館に文庫を作りました。さらに、保健師さんと協力して、障害児のグループに絵本を取り入れました。

　私が文庫をやり始めた時は、テレビの問題でしたが、今はもっとたいへん。親たちも活字離れの世代になっているわけですし、0歳から英語だけのビデオを見せたり、お稽古ごとをさせたり、スマホで子守りをさせたりしています。

　絵本も主食になる絵本とおやつの絵本があります。図書館には主食の絵本が入っています。店頭にある買いやすいお値段の絵本はおやつの絵本です。主食の絵本は血肉になります。5回でも10回でも「読んで」と言ってきます。繰り返し読むのは心の咀嚼です。大人は1回しか読みませんが、子どもは何回でも読んでとせがみ、新しい言葉を覚えていきます。繰り返し読んでと言われたら、咀嚼がはじまったと思えばいいです。

　読み聞かせ方、楽しみ方のポイントは、子どもペース。だいたいお母さんたちは、図書館で5冊借りたら、順番で読みたい。繰り返し読むと嫌になって、2枚めくったりして、親不信になるような読み方しています。心の栄養のおっぱいはお父さんも出ます。図書館は土日もやっています。ぜひ、お父さんにも積極的に参加してもらいたいです。子どものペースというとは、基本的人権の考え方なのですから。

3．すべての子どもに絵本の楽しさ・読書の力を！

　子育ては　人間として生きる、そういう力を育むことです。生きる力とは、自分で判断し、行動し、結果の責任も自ら持つという力です。両親ふたりの力はたかがしれています。主食の絵本の作家も挿絵の画家も、人生かけて、1冊の絵本が作っています。

今の世の中、デジタルになっていますが、生命に関わること、子育て、介護などは連続です。アナログ思考に切り替えて、両方有効に使うことが大事です。どんなにスピーディーな時代でも、妊娠 0 ヶ月は 6 ヶ月に短縮できません。命に関わることはデジタル処理しないでください。ましてや母子保健はその子の将来の基礎を作る大事な時期です。

シンポジウム「保健師の未来を語る」

自治体に働く保健師の現在・過去・未来

高鳥毛 敏雄（関西大学）

1．はじめに

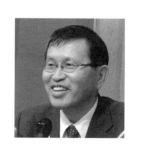

シンポジストの話のまとめを簡単にします。

山本さんは、住民の健康を守る保健師としての活動、皆さんが共感できる報告だったと思います。保健師として地域を見る視点について、村の健康課題を認識し、どう対応していくか、こういう活動が日本の保健師活動の中で、たくさん実践されているのでしょうか。そう思いたいです。報告の最後に、特定健診が始まって、「住民」という認識が国保加入者に限られるようになったという話がありました。公衆衛生制度が作られたのは 19 世紀ですが、18 世紀に住民の健康を守ることは、社会が対応するという考え方が生まれました。ベンサムが「最大多数の最大幸福」、

この時代は数％の人だけが幸せな社会でしたが、それを大多数の人がハッピーになる社会に転換しなければいけないという思想がでてきて、その上に19世紀の公衆衛生制度が作られました。

　公衆衛生のミッションは、全住民、すべての人々の健康ということであり、有名なアルマアタ宣言も「すべての人々に健康を」(Health For All) という概念からのものです。皆さんが自治体で対象にしている人は、国保の加入者だけでなく、ホームレス等の住民票のない人も含め、全ての住民なんだということを山本さんは強調されたと思います。保健師魂が残っているんだなと感じました。

　続いて吉峯さんの報告で、最近増えてきている中核市で、中核市は従来の市町村事業を実践する保健師と感染症とか危機管理を業務として活動していく保健所保健師が一体となって、住民の健康を立ち向かっていくということです。機能を分担するということも不可欠ですが、同じ保健師として一体感をどこまで持つことができるのかというのは、中核市の大事な課題だと思いました。特に少数の保健所保健師と若干人数の多い市町村業務をする保健師とどう協力し合うのかというのは、今日的な課題だと思います。

　柴田さんの報告では保健師の教育が今日までどう流れてきているのかという報告でした。以前の教育はとてもわかりやすく、看護師学校を卒業した後は都道府県立の保健師学校に行って、大多数の人は保健所保健師として採用される。そして各都道府県の本庁には専門には現任教育を担当する保健師を置いて、保健師の卒前教育と卒後教育で何をするかを検討してきた。ところが今は、保健師を職業人としてどう教育するかを考える保健師はいない。その一番大きな転換点は、保健師教育が大学教育になり、4年間で受験資格が持てる。一時期は保健師免許のバーゲンセールになり、また保健師の国家試験は合格したけど、看護師は落ちたという人もいました。

そして、公衆衛生が地域看護という言葉になりました。この背景には、保健所法が名称をかえて地域保健法になったことがあります。保健所法で保健師の活動が保証されていたものが、地域保健法になったことで失われたものが多いということが結果として生じました。大学教育の混乱は、日本の公衆衛生の体系の変化が大学教育にも及んできたということです。

　保健師の卒後教育は、現任教育とセットとして行われてきました。しかし、教育が都道府県を離れ、大学という文部科学省の管轄になり、大学は基本的に学術、研究をどうするかが課題であり、職業人をどう育てるかということは課題としていません。市町村で採用した保健師がどう働くかということは、国も都道府県もそう関与できないとなりました。その中でも、教育者の努力によりようやく落ち着きつつあるという報告だったと思います。

　最後に、渡辺さんの報告ですが、私が40年前保健所にいた時代は、保健所中を子どもが走り回っていました。大阪では昭和60年代まで、乳幼児健診、栄養相談、育児相談などを保健所で実施しており、毎日のように子どもがいて、ここは託児所かと呟いて、保健師に怒られたことがありました。母子保健が公衆衛生の重要な課題であるという認識が甘かったですね。私も自分の子育て中は、毎晩絵本を読まされました。子どもは本当に、毎日同じ本を読んでも飽きない。「絵本は心の栄養」という報告も、公衆衛生の実践の中では、重要なことと感じました。

2．日本の保健師の温故知新

　私が保健師の未来という点から気になっていることがあります。それは保健師の皆さん個人の問題ではなくて、日本社会の問題が色

濃く皆さんの仕事に影響しているということです。

　今から 20 年ほど前から日本の公衆衛生が、よくわからなくなってきました。保健所法の時は、日本国憲法の 25 条、13 条、9 条と、ぴたっとリンクしました。それが地域保健法になると、この研究集会でもたびたび 25 条が学習のテーマになり、これは本当に今の地域保健法が、公衆衛生の基本法なのか確認しないといけない点があるのだと思います。

　戦前にはなかった法律で、地方自治法があります。社会保障や生存権を保障するために、地方自治体を強く位置づけたものです。そして、憲法 25 条は保健所法で具現化されましたが、半世紀が過ぎ、日本の地方自治体が、地域の住民の生活の安心・安全を担うもの、そこまで地方自治体が成熟したのだとして、市町村を中心した制度、現在の地域保健法ができました。

　ただ日本の地方自治体というのは、本当に住民の生活に即した施策を実施できるまで成熟しているのかと考えるとまだまだであり、日本の地方自治体は国で作られた法律や事業を実施するという形態になっています。とすると、地域自治体で雇用されている保健師が、住民の健康を守るための活動ができているかいうと、しっくり来ない可能性があるわけです。

　日本の自治体の保健師の未来は、保健師だけでは決めることができないという状況になっています。日本の保健師は、自治体の公務員になっているので、国や自治体で決められたことを優先して実施しなければいけない。保健師が地域診断するとか、地域を巡回して問題を抱えている人を支援する、しかし本来そういう仕事するために保健師を雇ったわけではないとされる。国から虐待の問題があると虐待の仕事をしなさい、自殺問題がでてくるとあなたの市ではどんな対策をするのかと言われる。上で決まったことをどうやって実

施するのか、そういうことに時間を費やさないといけないと言うことが、昔より多くなったのには、そういう背景があります。

３．日本の経済・財政政策と自治体の保健師

　現在の保健師の大きな変節点は、1978 年の国民健康づくり計画です。そこには地域で働いている保健師を市町村保健師として一元化され、住民のために仕事をすると書かれています。しかし、その後 1982 年に制定された老人保健法は医療費対策のための法律で、それとセットになったことによって、医療費政策と保健師活動がリンクするようにさせられてしまったということです。本来、日本の自治体というのは、住民の健康を守るために医療費の問題とは別に、保健師としての活動を実施しなければなりません。

４．自治体の保健師を取り巻く自治体の現状と課題

　国は自治体の縛りを弱くしようとしてきています。2000 年くらいから、中核市の指定要件の基準がだんだん下げられて、人口規模が 50 万、30 万、20 万となり、ここ 10 年で中核市の保健所が倍増すると思います。
　公衆衛生というのは、健康問題を有する人がいるとしたら、単に検診を受けて医療機関の受診勧奨、医療機関に結びつければいいだけではなく、その人の経済問題、就労支援、住居の問題、ゴミ屋敷だったらゴミの問題とか、その自治体が持っているさまざまな部署の力を結集しないと、問題を解決できない。自治体が健康問題にとりくむというのは、公衆衛生に悪いことではない。しかし、自治体に裁量権を渡してきているその背景に、お金はつけない、財源は自

分達で見つけてきなさいという側面もあるのです。裁量権が増えて
も、財政面での縛りがきついということになります。

5．保健師の日英比較

　日本の保健師の皆さんは、世界の中でも最も公衆衛生に専念でき
る専門家になっています。イギリスの保健師は、日本の保健師と反
対の方向を向いています。自治体の保健師から、地域で支援の必要
な住民を選んで支援するという形態になっています。イギリスの開
業医が保健師と同じような認識をしているので、地域でかかりつけ
医をしている医師のチームの一員として仕事をするという形です。
表面上はチームのヘルスケアですが、結果としてケースワーカーな
どその他の保健師以外の地域の看護職や医療職種が増やされ、保健
師数は増えていないという傾向にあります。
　それに対して日本の保健師は、自治体保健師となり、自治体が担
わなければいけない対人サービスが年々増えてきているので、市町
村では保健師総数は増加しています。
　日本の保健師ほど、公衆衛生という言葉を胸に深く刻み込んで、
専門職として自覚を持って仕事をしている人はいません。日本とい
う国に公衆衛生があるのかというと、保健師という職種が存在する
ということで保持していくということです。

6．おわりに

　自治体の保健師のアイデンティティが乏しくなってきていると言
うことは、日本の公衆衛生にとって由々しきことです。医師や歯科
医師はほとんどが民間人。だからこそプロフェッションにこだわる。

56

自分たちのアイデンティティ作らなければならないからです。行政
では、局長とか部長とか専門職ではありませんが、威張っていられ
るのは、自治体の職員としての身分保障が得られるからです。保健
師のアイデンティティ、専門性のむずかしさというのは、結果を数
値で測ることができないとことです。全ての人の幸福、安心を背後
から見つめて支えるというプロフェッションなのです。

　最後に、自治体が公衆衛生を担うのですから、保健師もリーダー
になって自治体を動かす様になって欲しいです。それが日本の公衆
衛生の発展につながると確信します。

シンポジウム「保健師の未来を語る」

保健師の未来を語る

山岸　春江（元山梨大学）

　もう一度、住民に寄り添いながら、ともに活動してきた、その実践
を通して公衆衛生看護活動の特徴を確認していきたいと思います。

1．地方自治体の公的保健事業として機能する形を主体とする

　保健師の身分は地方公務員で、実施する仕事は公務労働。その地
域に住んでいるあらゆる人の健康・命・生活に関することで行動す
るのですが、原則として無料です。同じ家庭を何回も訪問し、その
人が自立していく方向を一緒に考え支えていくという活動は、訪問
看護の診療報酬でいくらということではできません。

保健師が企画し実施していく活動は無料。最近では、一部の業務が民間委託、あるいは嘱託、訪問さえも嘱託や委託をしていることもあるとも聞きますが、自治体の職員として、地域の皆さんの収められた税金の一部で仕事をしていくのだから、責任を持って仕事をし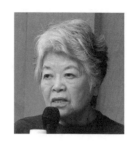
ていくことを確認したいと思います。自治体の公的な仕事を少しでも民間に渡さず、守っていきたいと思います。

2．一定の地域を単位として受け持ち地区制をとる─地区活動

　その地区内に住むすべての人、健康な人も病んでいるも全てを対象にして、地域を受持地区として担当して、健康を守る活動に責任をもつのが保健師です。
　役場に座ってパソコンに向かうばかりでなく、地区に出て、住民の話を聞き、あるいは住民の働いている様子や住まい、周りの環境を見て、その地域の人たちの生活の実態を掴むことが大事です。そこで掴んだ健康問題を、住民に提起し、健康が壊されていく状況を住民と共に考え、みんなできる改善策を一緒に考えていく、これが住民との協働活動です。

3．予防的意義の高い仕事を優先する

　疾病や健康障害による被害として、身体的にも精神的にも社会的にも丸ごと見ていく、健康破壊を未然に防ぐ、予防的に関わることが大切です。どうにもならなくなる前に、日々の保健師活動を考えていくことが、保健師の専門性を高めていくためにも大切です。

シンポジウム「保健師の未来を語る」

シンポジウムのフロアから

長崎県：数年前に長崎で公衆衛生学会があって、その時「保健師の
やりがい」という分科会がありました。うちの自治体は、人口が3
万7000人、保健師が16名、本庁、支所の他、離島にはそれぞれ
一人ずつ配置されています。人員削減があって、事務職がどんどん
減らされて、一人体制の保健師は保健師業務だけではなく、確定申
告や戸籍を出したり、訪問に出かけることを事務職から否定された
り、保健師ってなんだろうとすごく苦しんでいた時でした。その分
科会で悩んでいることを話したら、吉峯さんがメールをくださり、
励ましをいただきました。今も逆風の中で働いていますが、この研
究集会にくると私たちの考えていることは間違っていないと確認が
できるので、毎年若い子を連れて参加しています。

　一昨年は山本さんの分科会に参加して、若い子達は地区組織活動
ということも知らずに参加し、自分たちの活動を振り返りました。
そこで、山本さんから「それは十分に地区活動をしようとしている
よ」と言う言葉をいただいて、ホテルに帰って、「私たち間違って
ないね」と泣きながら話をしました。

　今も話にあったように、役場はお金につながる活動しか評価され
ません。今回自殺対策計画が立てられることになって、地方自治体
でも計画が立てられると私は嬉しい気持ちでした。うちは1年間で
自殺される方が14〜15人います。離島の特徴として、どこにも
逃げられない、遺族の方も残っています。これは由々しき問題だと
感じていますし、全庁的にとりくむということになっています。と

ころが、課長や部長に説明に行くと、「うちは自殺者が多いとはいえ、たった何人かでしょう」「3人減らせば多い自治体と言われないんでしょう」と言われました。まずは「受診率を上げよう、医療費を下げよう」ということが優先されて、同じ保健師の仲間からも「保健師である前に行政職でしょ」と言われることもあります。事務職ばかりではなく、保健師仲間の理解を得られないということで悩んでいます。でも今日の研究集会で元気をもらって、やはり保健師研究集会はすごいなと感じています。

新潟県：退職した保健師です。私も勤めていたときに、山本さんのような活動をしようとしていましたが、市町村が合併してからは、とてもそういう状況でなくなってきました。住民が保健師の顔を知らなくなってきたんです。保健師も昔とは違うという思いにとらわれていましたが、今日は皆さんの話を聞いて、住民を大切にする人たちばかりで、やはり保健師研究集会はすごいなと確認できました。

　皆さんは知っているかもしれませんが、今年の歌会始めで秋篠宮紀子さんが、「人々の暮らしに寄り添う保健師らの語る言葉に我学びけり」と歌ったのですが、そういう保健師を見たのだなと思います。

岩手県：50歳で保健師をリタイアして、今は議員をしております。同じような思いで壁にぶつかって、それでも活動している保健師は全国にいると思います。悩んだ時は、やはり原点に返ることだと思います。原点は「公衆衛生」だと思います。

　岩手の保健師の原点は、住民の生命・暮らしを支える、病気にさせないことだと思います。それが叶わないので、昔の保健師は「どうして予算つけてくれないんだ」と泣きながら行政に訴えました。

私が若い保健師だった頃、この研究集会に来ると、全国の保健師が同じ悩みを訴えていました。

　今、国はそういったところを見ようとしないで、いろいろなものを下ろしてきますが、保健師は住民から離れてはいけない、そこさえ見失わなければ、どんな理不尽な制度が下ろされてきても、やるべきことはできる、大丈夫だと思います。この50年の保健師の研究集会の大きな役割を再確認しながら、さらに後輩にしっかりつなげていきたいと思います。

東京都：5年前に退職しました。7年前に、たまたま福島県の実家に帰っていた時に、震災と原発事故を体験しました。東京に帰るに帰れず、避難所の支援にも入りました。今は退職して、東京と福島を行ったり来たりの生活をしています。

　福島では、「原発は低線量だから問題がない」と国や県から説明され、それを「大丈夫です」と住民に説明しなければならないという役割を保健師は担わされたのですね。

　小さいお子さんを抱えたお母さんは、不安・心配な気持ちを抱えています。でもそれを口にしてしまうと、「そんな神経質になっている、あんたが問題だ」といわれてしまう。自治体に働く保健師は、ぜひ語れないでいるお母さんから、そんな不安な気持ちを聞き出し、受け止めてほしい。それを話せる場を作りだしてほしいと思います。それができるのは、自治体で働く保健師だなと期待感がいっぱいです。

　この問題はたまたま福島で起こったけれど、日本のどこでもおこりうる問題だし、そういうことは、公衆衛生で働く保健師として、持っていなければならないアンテナではないかと実感しています。

大阪府：保健師は弱いものの声を代弁しているが、その声が届かな

い、上に苦しめられているという話がありました。上に届けるには力をつけなければばらない、課長になり部長になり、もっと上にならないといけないと思っています。

　私は、つい最近までカナダで保健師をしていましたが、向こうとこちらの違いは、もっと上を変えていく、政策に入っていく力を持っているということです。看護教育でも、カナダではリーダーシップをとる、政策を変えていこうという科目があります。日本の保健師は政策がどうなっているのかわからない、行政がどうなっているのかわからない、受け身だと思います。今後は、日本でもそういう教育に力を入れていきたいなと考えました。

福島県：福島県の医科大学で、住民、保健師と一緒にリスクコミュニケーションの活動をしています。福島は被爆の問題ばかりではなく、生活習慣病や子どもの齲歯などの問題もありますので、そういうことでも現場の保健師と一緒に活動しております。本日は、先輩方の話を聞いて、住民さんと向き合うこと、誰かに伝えていく、そういうことを大切にしていかなければならないと思いました。

静岡県：第1回から参加しております。今80歳です。私は地域の老人センターで1日過ごすことがあります。そこでは健康相談という部屋があり、結構人気があるんです。機械で脈拍と血圧と測って紙を渡してくれるんです。そこに女性が2人いるので、多分保健師さんだろうと思いますが、何も話さない。老人はみんな嬉しそうに行くし、保健師さんも忙しい中来てくれているのにもったいない。今度言ったら、「もしかして保健師さんですか」と聞いてみようと思います。

東京都：私は産業保健師を勤め、その後は養護教諭をやりました。今保健師の仕事を離れて、一市民ですが、保健師の姿が見えないですね。本日この集会を通して、地域保健法で保健師の働き方が変わったんだなとわかりました。地域保健法の中で、自治体の行政職になってしまった、公衆衛生というミッションを持った職能との矛盾が出てしまったというコメンテーターとのお話でしたが、そんな中でも今日の山本さんのような地域に密着した活動はできるのはすばらしいなと思いました。

　今後保健師は、自治体の職員になって、課長・部長になって、その力で公衆衛生を引っ張っていくという話もありましたが、そのポストを得て、仕事をしていくのもいいが、やはり保健師は住民と寄り添って行くような活動の中で、将来的にも成熟していくべきだと思います。

シンポジウム「保健師の未来を語る」

発言を受けて、シンポジストから

山本：小さい自治体だからできるとよく言われます。私は阿智村に来てからも所沢に勤務していた時も、保健計画づくりをやりました。所沢では大きな自治体でしたので、人材は豊かで、住民がいろいろな事業を作ってくれ、生き生きと活動していました。ところが、今一つ阿智ではうまくいかないと感じています。大きいから、小さいからは関係ないなと実感しています。

　私は憲法の中で、8章の「地方自治」も非常に大事だと思っています。地方自治は本旨に基づいてなされると書いてあります。その本旨は住民自治と団体自治ですよね。私たちは、国に支配されない、

自治体として自立した仕事をしなさいと憲法は書いてくれているわけですよね。

　阿智にきて、毎日毎日こんなにも文書が来るのかと思いました。今まではいろいろな部署で分散されていたんですね。そこでまず、捨てるもの、一旦考えておくもの、すぐやるものというように分けます。そうすると、捨てるものもかなりあります。本当にやらなければならないものは、各自治体の采配に任されているわけで、絶対やらなければならないものは少ない。やらなくてはいけないものも、すぐ決めない、住民に聞いてみます。住民が「嫌だ」というのは、理事者もやれと言わないと思います。しかし、その判断をするためには、住民の健康実態をしっかり知っていないと取捨選択はできない。そのための保健計画です。保健計画は、住民とともにつくる地区診断だと思います。

　自殺対策は阿智村でも作ります。うちも 6500 人の住民の中で、5 名の自殺者を出しました。5 名とも私たちのケースでした。丁度保健師の育休産休が続き、私ひとりの時が 1 年くらいあったんですね。その間に 3 名の方が自殺で亡くなりました。要は私の力不足でした。まず自殺対策の計画の時は、マンパワーの確保。小さい村ですから、5 名の方のなくなった理由はわかります。単に国や県と同じ対策でなく、この村でこの方がどういう背景で亡くなったのか、改めて自分たちに厳しく問いながら、産休育休の時は人を補充して欲しいと計画に盛り込んでいかなければと思います。

吉峯：私は若い頃、守門村の五十嵐さんの家庭訪問の講座に出ていました。全戸訪問の活動を聞きながら「小さいから出来るのか」とよく思いました。しかし、小さいから大きいからではない。住民のそばにいて、顔が見える状況であれば、そんなに訪問に時間がかか

らないと学ばせてもらいました。住民のそばで、生活を見て、声を聞いて、表情を見る。保健師は行政の職員だから、訪問してもなにも言われないのですから。

今私は若い保健師と勉強していますが、入口は憲法と地方自治法。行政職員としての根拠を押さえながら、行政に中でどういう仕事するべきかを勉強しています。

保健所保健師の課題は、企画調整、情報の収集・整理、統計をしっかり見る、調査研究などは、業務に追われてどうしても後回しになるということです。今退職して考えると、足を運んで見た住民の実態を、科学的に整理し統計的に押さえながら、どういう事業が必要かと考えることを疎かにしていたかなと思います。

保健師の行政の中の職位の話がありました。私自身は現役の時に部長職まで経験しましたが、課長になった時点で議会の中で専門性を発揮する機会はあったにしても、どうしても行政職に吸収されてしまうと実感しました。現場に出る機会が減るので、保健師にまめに話を聞いていく努力をしないと住民の生活が見えなくなります。係長でも主任・主査でも、保健師はいかに住民の声、生活実態をデータ化して資料にして上にみせていくかが大切です。管理職は数字で見ますから。それも行政の保健師の役割ではないかと経験を通して学びましたし、そういうこともこの研究集会で学びました。

柴田：今専攻過程に来る学生も、看護学生の時に保健師の実習があってイメージを膨らませて保健師の学校に来るわけですが、現場の保健師と出会わずに来ます。そこでまず私の授業では、「ごうたれ保健婦参上」という守門村の五十嵐さんの映画を見せます。そして、守門村の健康課題は何か、五十嵐さんは保健師としてどんな活動をしたかを学びます。

五十嵐さんは、「おい、課長、私は事務ではない、地域に出て行くんだ」という場面がありますが、みんなが同じようにはできないよねと学生にも話しています。政策決定に関わり、予算を取ってこられる人もいれば、地道にコツコツ住民と共に活動する人もいると思います。お互いに育ちあえる、高めあえる保健師のチームとしての形があればいいなと思います。さらに、未来の公衆衛生を担う学生も育てていこうという気持ちも持って欲しいなと思います。

渡辺：この研究集会がどんなにか、重要な役割か、これからも51回、52回と続けていって欲しいと思います。

　今日は、絵本はこの栄養という話をしましたが、もう一つ、手作りの大切さも話します。14年前に布の絵本を発行しました。ある自治体では、毎年妊婦さん対象に「手作りで我が子を迎えよう」という布の絵本の講座が続いています。

　練馬の保健所では、各保健所に文庫がありますが、公的な場所ですから親たちも安心します。それは練馬にいた山本さんという保健師と一緒に作りましたが、後輩の保健師にも同じ気持ちで受け継がれています。

　今は、読み聞かせも、手作り絵本も住民のグループができています。主人公は住民なんですから、住民をフル活用してください。保健師と住民は車の両輪、一緒にやっていきましょう。

シンポジウム「保健師の未来を語る」

シンポジウムのまとめ

高鳥毛：日本の公衆衛生が、短期間にこれだけ発展したことに対して、戦後日本の中で、公衆衛生はどういう保健活動をするかが曖昧だったことから、各保健所で所長や保健師が各地域の健康課題を見い出して活動してきたという流れにあります。

　今の日本の保健所の最大の課題は、「行政と公衆衛生の関係」です。昭和53年、国民健康づくり計画ができ、今日も「採用された保健師が事務の仕事に回されている」という話もありましたが、特に都道府県型の保健所は行政機関としての臭いが強くなってきています。行政と公衆衛生は本来矛盾した関係にあるのですが、そこを日本は曖昧にして、公衆衛生は行政が担うものになっています。ですから、例えば国が誤った政策をすると、保健師の皆さんは、その実施者になってしまうということをくり返すことになります。

　英米系の公衆衛生では、政治と公衆衛生の関係をどう作っていくかということを考えて組織や体制をつくっています。行政は政治が決めたことをやるものだからです。日本は行政主導の社会ですから、その中で、公衆衛生を位置づけなければならなかった。だったら妥協案として、その指導権を公衆衛生の専門家として評価されて位置づけられるという形にしていかなければならないのです。

　保健所問題、保健師のあり方、公衆衛生の難しさの背景はそこにあります。僕も保健師の管理職を是認しているわけではありませんが、公衆衛生が行政化してその中で窒息しないようにしていかねければならない、そのあり方を議論していく必要もあります。

司会：私の昭和の時代から研究集会に参加してきましたが、この研究集会のスローガンが、「住民の生命と暮らしを守る」「一人ぼっちの保健師を作らない」「実践から理論へ」なんです。それに感動して参加し続けました。

今日は、過去の話も今の厳しい状況もフロアから出されました。核になることは変わらず、今まで大事にしてきたことを未来につなげていくことが重要です。今日のシンポジウムの話を、ぜひ職場に帰ってからも深めていただきたいと思います。

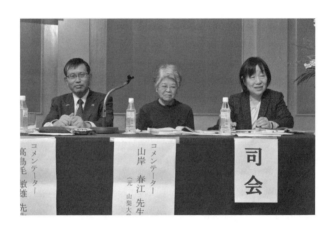

> 第50回記念集会　研究集会50回を経て、次の一歩へ
> ～研究会の助言者として共に歩んだ私の遺言状～
>
> # 住民を主人公とする保健活動と健康学習
> ～真の「健康実現」と「住民主体」とは…を考える～
>
> 松下 拡（長野・元松川町）

1．日ごろの自分の仕事への思いを立ち止って考えて見よう

　今、保健師さんたちから、忙しい忙しいと言う声や、じっくり落ち着いて考えたり、話し合ったりする時間が持てないような状況だと言う声が聞こえてきます。その背景には、成果を求められ、評価されるような行政的状況があるように思います。

　そんなときこそ、あらためて自分の気持ちを落ち着けて「仲間と共に」考えてほしいと思います。その視点として、

1）「生活習慣病対策」への国の指示を、あなたたちはどのように受け止めていますか。
2）「生活習慣病」とはどういう病気なのだと考えていますか。
　・それを住民はどのように考えているのか。
　・「生活習慣病とはどんな病気か」という住民の具体的な声をどのように捉えているか。
　・住民は、健診結果をどのように読み取っているのか。
3）自分はそのとりくみでどんな事を目指し

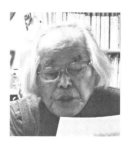

ていますか。
・どこに重点を置いているのか。
・今までのとりくみで住民の中にどんな変化が見えて来ているか。
・具体的にその事をどう掴んでいるか。
4）保健師として、住民の「健診結果」をどう読み取っていますか。
・健診を受けた住民の一人ひとりの考え・意識はどうか。
・具体的な生活ではどうか。
・住民の声をどのように聴き留めているのか。

　「住民主体」ということを考えるには、このような視点を具体的にキチンと捉えて考えなければなりません。そうしないと「住民主体」ということが曖昧になってしまいます。そういう点で、少し立ち止って、日頃の自分の実践を自分なりに見直すことが大事なのではないかと考えます。「そうさせられているから仕方ない」と考えを止めてしまうのでは「保健師としての〈主体性〉がない」ということになります。

　そこで、自分の今までの実践は、今のままで良いのか、何が問題なのか、自分にとっての課題は何か、と考えてほしいと思います。そして具体的な今の仕事としての「生活習慣病予防」における「健康の問題」は生活習慣からどのように出ているのか。「生活習慣病」と当たり前に言っていますが、それは「生活の習慣から身体にいろんな問題が起きている」ということですが、具体的にからだの営みとの因果関係をどのように見ているのか、住民はそれをどう考えているのか、と、現状を多角的視点で「構造的」に考える。そこには、地域的な特徴があるのか、個人だけの問題なのか、ということもあります。

　そして、その「生活」の背景にはどんな問題があるのか。「そういう生活をせざるを得ない」、そこに「問題」がないのかなどを考

えて見た時に「生活習慣病予防」ということについて、どこに焦点を置き、どのように順序立てて考えていったらよいのか。そこを明確に考えて行く事が重要だと思います。

その上で住民に何を期待するのか、そして「住民主体」とはどういうことなんだろうかということを現実の課題として考えてほしいと思います。

２．現代の状況をどう見るか…「主体性を求める背景として」

現代の状況は、あらゆる面で大変な状況・時代になってきていますが、それをどう考えるのか、その状況の中での住民の「主体性」を求める背景をどう捉えていったらよいのでしょうか。

現状の中での個人の生活習慣は、どのように形成されているのか、そして「現代の健康問題」とは何かを視野において考える必要があります。

例えば今、「少子高齢」・「格差社会」などといわれる中で、人々との関係における「分断と孤立化」が深まっています。また、経済中心的思考で、結論を焦り情報に振り回されています。そういう現代の状況の中で、「生活とは」そして生活している「地域」というものをどう考えるか。地域にはどんな動きがあるのか、あるいは「地域」とは一体どのようなものなのか。「地域活動」や、「地域保健活動」などと言っていますが、地域とは一体どういうことでしょうか。

「地域」とは、多様な人たちが生活している「生活の基盤」です。そしてそこで、働き暮らしている、子供を育てている、障害を持って暮らしている、介護をしている。そういう人々の生活基盤が安定しているのかどうか。あるいは人間関係、分断と孤立化が深まっている人間関係はいったいどうなっているのだろうか、人々はそこではどのよう

な思いを持ち、問題に対処して暮らしているのだろうか。どんな人と話し合っているのか。そこを具体的に考えて見る必要があります。

　あなたたちは家庭訪問の中ではそのことをどのようにとらえていますか？　保健師だけでそれらの問題解決を考えることは不可能ですが、そこで感じ取った実態を仲間（保健師同士の仲間や福祉・子育て関係の職員等）とどのように話し合っていますか？　そういう状況の中での、人間らしく生きる「文化」とは一体何でしょうか。

　経済中心的思考の中で、あらためて「文化とは」、「人間らしさとは」どういうことだろうと、問い返したいと思います。あるいは情報化社会の中で、経済中心と結びついた「消費生活」ということが当たり前に考えられていますが、その中ではどんな問題が生じているのか。それらのことをどう考えていったら良いのでしょうか。「労働」あるいは「地域づくり」、「創造」などと言われていますが、これらを具体的に現代の状況の中でどのように関連付けて考えていったら良いのでしょうか。住民の人々の「生活実態意識における〈生き方〉としての重要な課題」ですから、そういうことも「生活習慣病」の予防を考える上での基盤としての課題であり、健康を文化的視点で考えることが必要になっています。人々は、日常的な悩みの解決を求め、情報に依存しつつ「主体的に考える姿勢」を低下させていないかと考えるところに、「住民主体」ということが課題になっているのではないでしょうか。

　行政は解決を焦り、P・D・C（計画〔Plan〕・実行〔Do〕・評価〔Check〕）と課題と方法を決めつけて、結果・成果を求めて「仕事の状況」を評価し、職員はそのために焦らされ、多忙化の中に身を沈めてはいないでしょうか（未経験の若い保健師のなかには「職場で先輩に質問もできない」と言う声もあります）。サービスを全面に出しての行政での「業務分担」によって、職員相互の連携が持てずに、分断

と孤立化が深まり、悩みを深め、その事が住民との連携協同を低下させてはいないでしょうか。「コーディネート」とは言いますが、表面的な方法論に留まり、人間関係に基づく、真の「協働」にはなり得ていない状況はないでしょうか。

　そのような状況の中で成果を焦り、こちらの思うように住民に「知識と方法を知らせること」、そこに住民の気づきを期待して学びの目的をおいていないかどうか。住民との説明会や話し合いの中で、住民主体ということをどう生かすか、あるいは個別指導や健康に関する講座・講演・教室なども実施されていますが、そこでの集団的なとりくみや個別のとりくみについて（分断や孤立を深め、主体性を失ってきている地域の中で）、それらの在り方・据え方・活動をどのように具体的に考えて他職との連携・協働を図ろうとしているのか、そこを見つめて考えてみる必要があるように思います。そういう中で「住民主体」ということを考えて行きたいと思います。

３．保健活動と健康学習を考える視野

　WHO の規定「健康とは、身体的・精神的・社会的にも安定している状態」という視点で今の現実を見た時に、健康問題とは何でしょうか。身体的、精神的不安定、あるいは人間関係の喪失と言われるような社会的不安感、あるいは大きく地球規模、世界的規模で考えた時の戦争の問題…。そう考えてみると、先ず大前提は平和でなくてはなりません。

　そういう総体的な見方や思考を据えながら、健康とは何かを具体的に絞り込んでいくのです。そのとりくみ方の中で「住民主体」、住民が「自分の事として考えて行動することを支援したい」と考えるなら、「自分の置かれている現実的状況を見つめて、生き方を考

える力」を住民は絶えず学び取って行かなくてはなりません。

　その事の意義を憲法と結びつけて考える。憲法13条「誰でもが、幸せに生きる権利」、そして25条「生存権、それを保障する公衆衛生」、そういう事を主体的に考えて自分自身として生きていくための学びが、26条「主体的に生きる為の力を身に着ける教育と学習」となり、これが国民の権利として保障され、その理念のもとに公務員として働く保健師の役割の在り方が問われてきます。

　ここで確認しておきたいのは、「教育とは一体どういうことなのか」ということです。皆さんは「健康教育」という言葉をどのように捉えて使っていますか。「家庭教育」「幼児教育」「学校教育」「社会教育」など、いろいろな言葉がありますが、「教育」とは一体どういうことなのでしょうか。そこを確認しておく必要があります。

　「教育」とは〈学習〉を支える営みです。一人ひとりの心の中に、胸の中に、頭の中に、「自分で見て、自分で考える」そういう姿勢を身に着けて生きる、その「姿勢と力を身に着けること」を学習と言います。それは自分だけでは深められません。仲間と共にみんなで支え合い、そのことを「行政的にも支援していく」、ここに「教育」があるのです。「教育」というのは、一人ひとりの学びが豊かになっていくように「支援する営み」です。

　専門家が支援する、仲間同士で支援し合う、自分自身が自分の学びを支援する。それらのとりくみを行政が支援すると考えると、「健康教育」とは、一人ひとりが自分の健康・生き方を確立していこうとする力を身に着ける、その「健康学習」が成り立ち、深まり、「その人たちのものになっていく条件」を設定する、支援する、これを「健康教育」と言うのではないでしょうか。

　あるいはお互い仲間同士で話し合い、知恵を出し合い、調査し合い、お互いに学習を支え合っていく、これを「相互学習・相互教育」

74

と言い、そのとりくみを住民と共に考え合って「健康教育」を推進します。しかし、こちらが考えて期待する理想や思いや目的を、相手のものにし、「相手を変えようと」決めつけて教え込もうとしたり、こちらの考えを相手に植えつけて、相手の考えを決めていくことを、一般的に「教育する」という言葉で表し、そう言われてきたのではないでしょうか。これだけで「教育」を考えるのは間違いです。

　本来の学習とは何か、そのためにどういう働きかけや、条件整備や話し合いの場や考える場を設定していったらいいのかが問われてきます。しかし、成果を焦らされ、忙しくやらざるを得ない状況の中で、そういう基本的な理念がだんだん消えて来て、早く無駄なく相手を変えようとすること（合理化）になってきてはいないでしょうか。その中で「健康学習」「住民主体」という言葉が浮いてしまってはいないでしょうか。気をつけないと「住民主体」ということを、〈行政が手を引いて〉住民の「自己責任」に転嫁させてしまいます。

　先ず立ち止って自分のとりくみ方と結びつけて考えて見る。その上で「住民の主体性」「自治体職員・自治体の主体性」を考え、そして個人個人、一人ひとりの主体性、あるいはみんなでそれを考える、みんなの力にしていく。その事を考えて行く必要があるのではないかと思います。

4．健康づくりと予防活動における「主体形成」…保健師の役割

（1）健康づくりと学習
　「健康」と「学習」についての考え方を曖昧にしていると、知識を与えれば予防が実現されると期待します。しかしそれでは思うようになっていきません。そこで住民を責めて、どうしたらいいかと悩み、効果を出すような方法をおしつけます。そのような自分の姿

勢を基本的に考え直してみましょう。

　住民に期待することは本人の「意識」の主体化です。「予防知識」を知ることではありません。

　物を知ればみんなそうなるとは限りません。その気にならなかったら行動にはならないのです。これを「予防意識」と言います。そうして、その予防意識を一人ひとりが持った時に、一人ひとりの実践、行動、生活の中での健康実現の行動になっていきます。それを「主体化」と言います。

　主体化とは意識を一人ひとりが持つこと、知識だけではありません。たしかな知識を自分のものにして現状（実態）を見ることです。「自分のからだはどうなっているのだろう」「自分の食べ方や自分の仕事の仕方や、あるいは暮らし方はどうなっているのだろう」ということをもう一回見直してみるのです。そしてそこで「自分の問題」に気づいて、何とかしようとする「問題解決の課題」を持ちます。その課題を据えながらとりくんで行こうとする意欲、あるいは、何とかしようとする課題意識が継続していかなければ、「問題解決」や「健康づくり」の実現にはなっていきません。

　「習慣の改善や形成」とは、主体的な意識に基づいて健康問題を考える継続的なとりくみが必要であり、そのとりくみの時間が必要です。「問題意識」や「予防意識」や「健康づくり意識」を深め、その意識が永続するような支援、それをみんなで考え合っていきます。そうなっていかないと主体的な健康実現のとりくみにはなっていきません。そのことを地域的関係の中でみんなでとりくむことが「地域活動」なのです。

(2) 確かな知識の必要性

　課題解決へのとりくみは、「自分が主体的に見て、考える力を身

につける」ことです。それには知識が必要です。ただ物知りにさえなれば良いのではありません。いろいろなテレビ番組でやっていますが、知識だけや言葉だけ物知りになれば良いと言うことではないのです。そういうことに振り回されるのではなくて、課題意識を持ち、問題意識をもち、予防課題を自分のものにして継続化していく力が身につくようなことをしていかないと、健康実現や問題の解決にはなっていきません。「知識」を身につけて「考える力」にすることです。

しかしそのためには、キチンと自分が現実を見なければなりません。見て考えて問題だと思うためにはどういう見方をしたらいいか、どこを見たらいいか、そこをどう判断したらいいかということが必要です。そうすると教育活動というのは、「〈物の見方や考え方〉が身につくことを支えるための確かな知識」を身につけるということにもなるのです。

では、誰がそれを具体的に支えるのでしょうか。からだに関する健康問題について、身近で支えるのが保健師です。医師ではありません。保健師が住民の日常の生活の中で、一人ひとりの住民の生活に関わりながら住民と共に考え住民の一人ひとりがそういう見方や考え方を持ってもらえるように支援すること、それが保健師の役割だと思います。

「健康教育の原点」として、その過程（学習）を踏んで主体的に考えてとりくもうとする姿勢と行動力を身につけてもらうような支援を考えたいものです。

5. 健康学習の実践

学習会などで、住民主体だから、保健師は「話さないほうがよい」

と決め込んで、発言を求めてはいないでしょうか。住民に対して「皆さんが主人公ですよ」「皆さんが主人公なんだから」「皆さん自分のことでしょ」というふうにです。住民はそんなこと言われても、何をどう話していいのかわかりません。話せないのは、どこに焦点をおいて考えていったらいいのか掴めないからです。間違ったこと言うと笑われそうだからで、心の中で健康を無視しているわけではありません。どう自分の思いを自分で自覚したら良いのか、キチンと整理できないから話せないのです。

　これが健康学習の実践についての大事なところです。発言が無いと「住民はノリが悪い」と評価して「やる気が無い」「意欲が無い」と決めつけてはいないでしょうか。そういう考えを持つとつい住民を責めたくなってしまいます。住民の立場で、住民のために、住民と共に、と口だけで言っても、そういう意識を明確に捉えていかないと住民のほうから離れいってしまいます。そういう保健師は頼りになりません。相談もできません。あらさがしや問題を言われるだけです。そんなこと言われても、「解ってるけどやりようがない」と住民は思います。そういう体験はなかったでしょうか。

（1）「主体的に見て、考える」ことを支援するには、どこをどのように見るのかという視点と方法を持つことで成り立ちます。それが持てないと、見ても考えられません。だから発言できないわけです。「学習を支援する」ということは、その「視点」と「方法」を提起して「見方」「考え方」を支援することです。その過程を踏まずに、こちらで結論を求めたり課題を決めて結論を与えたりすることでは、相手を受け手にしてしまって、「主体性」が失われてしまいます（言われないと動けない、言われないからよいと思う）。今までそのようなことはなかったでしょうか。

（2）「主体性」とは「本人が実態を認識して考えて結論を出す」こ
とで、本人が結論を出すことにほかなりません。しかし、その結論
を焦ると、住民の関心、とりくみの意欲は薄れて学習から離れてし
まいます。成果・結論を求め評価の眼を持つと住民の主体性は失わ
れてしまうのです。無駄なく効率的にと成果を求めている今の行政
の状態は、住民の主体的な学習を阻害していることに気付かなけれ
ばなりません。

　攻め込んで改善結果の数値があがれば住民自身の健康力があがっ
たとは言いきれません。

　本人が関心を深めて、意識して見たり考えるようになるには、そ
のことに「関心を持つ」ような、その気になるようなムードを創る
ことが大事な条件となります。そのためには気楽に「関心事」や「疑
問」が出し合えるような「自由に話し合いが出来る場」（教室や組
織活動や個別支援）を作ることです。その過程を大事に考えて「本
人が、見て考えられるような支援を考えること」が「教育（健康教
育）」の土台づくりです。それにとりくむ住民が、「主体的に考える」
こと、それを「健康学習」と言います。

　それには「ゆとりある時間」が必要です。行政的発想ではその時
間を「無駄」と考える傾向があり、保健師はその中で苦しんでいま
すが、住民（本人）が主体的に意欲をもつようになれば、その意欲
をもつまでは時間がかかっても、無駄なく成果を生み出すことにな
ります。「支援の必要性」もなくなります。それを「自主的活動」
と言います。

　保健師は「行政」的に位置づけられていますが、その仕事の内実
は、住民の健康意識に関わる「教育活動」です。「教育と行政との
発想の違い」を考え、「住民の健康意識形成」の意義と、そのとり
くみの過程を職場の上司や仲間たちに理解してもらえるような姿勢

を持つことが大事です。住民の目覚めが行政的成果を生み、それが「地域づくりの力」になり、地域における「住民主体」が実現します。

「個別支援」などと言って住民を選別して個人個人を責める発想ではなく、それぞれがみんなの中で意欲を高め合う（住民相互の支援）とりくみを地域に展開することで地域を変え、健康意欲を高めることを考える保健師になってほしいと期待します。

（3）「主体的に考える学習」支援の在り方を、日頃の事例で具体的に考えてみてほしいと思います。毎日保健師としてやっていること、生活習慣病の健診、受診を勧める。結果をまとめる、結果を返す、その結果で何とか改善をと考えている。そんな日常のとりくみの場面で、結果の説明を、結果の返し方を、住民の意識や理解の仕方を、どう考え支援しているでしょうか。今関わっている住民は、本当に「自分が主人公になって考え、自分の行動・生活の仕方を変えよう、行動しよう」としていますか？　「子供や家族たちとも考え合っている」のでしょうか？

保健師としての役割の基本は、住民の人たちが、まず「自分の体の〈生きる営み〉」について、「生物学的にイメージ」して考え、自分の体の生きる営みに感動しつつ管理する力が身に着くことを支援するところにあります。住民は医療的発想に基づいて、予防・管理の知識を知れば良いのではありません。生活習慣の改善とは「日常的な〈行動〉」そのものなのです。「早期発見・早期予防」への意識を「自分の体で考え」行動することです。その「理解意識」をどのように呼び起こすかが勝負どころなのです。

（4）保健師の専門性は、学問的・医療的専門用語を提起したり、医療的判断（注意事項）を与えることを前面に据えるのではなく、

素人の住民が「実態をイメージして考え、自分の行動が判断できるような理解と思考」を支えることです。それが「住民主体」を尊重する所以です。従って保健師は単に知識を覚えて伝える（住民を「受動化」させる）のでなく、その原理を噛み砕いて素人が理解して（イメージして）自分で考えられるように説明できる力を身に着けることが必要であり、住民自身が医療的判断についての疑問を、専門医に聞いて考えようとする姿勢を支えることでもあります。

　保健師としての基本的力量として、そのことを具体的に考えてみることが大切です。

　日常業務の中で「健診は何を見ているのか」と住民に聞いたことがありますか？　どういう答えが出てきますか？　「知識を問う」のではなく、問題に気づかせるのでもなく、イメージして考えるように聞いていくと住民の姿勢が変わってきます。

　健診結果票の項目を見て、それは「血液の質と巡り具合」を見ているのではないか、ということに気づき、「どうしてそれを診ると健康状態がわかるのか？」、ということから「〈健康〉＝〈体が生きる〉ということをイメージする」、「血が出れば死んでしまうということの内実を知る」、「血管の状態が悪くなって〈血の流れが止まれば〉大変なことになるのはどうしてか？」、「血液とは何か、どんな役割をもっているのか？」、「その血液が自分のからだの〈生きる営み〉をどう支えているのか？」。あまり攻め込まないで「体とは細胞のかたまりなのだ」から始まって、「血液の質はどのように決まるのか」、「その血液は、どのように運ばれ、どこでどんな役割を果たしているのか」、「血管とは躰の中でどのように張り巡らされ、どんな機能を持っているのか？」、「そもそも血管とは何か？」ということを自分の脈で考えてみる。そして住民の意識の状態、「イメー

81

ジ化」を支える。呼吸が止まれば人間は死ぬ。すると「酸素はどこでどんな役割を果たしているのか」とうことに思いが広がっていきます。

興味関心を深めるように「イメージを沸かせる」ことによって、疑問・知りたい気持ちを沸かせて、自分のからだの営みを考えて、「生きることの意味」「からだのすばらしさ」を感じてもらう。このようなイメージ的理解が、幼児の成長・子供の行動・結婚・育児・労働とからだ・障害とからだ・老化と生き方、などについて具体的にイメージして考えることを豊かにして、保健師としての仕事のみでなく、共に職場で働いている他の職種（特に福祉や保育など）との協働思考を深めることになります。

住民は「死」や「病気になる」という結果（現象）は知っていますが、何故そうなのかというメカニズムが、自分の生々しい体の中での営みと結びつけて考えられていません。結果だけ、知識だけで、「問題か正常か」を考えさせられてきていますから、「生きる」という「からだの営み」へのイメージがわかないのです。だから「指摘された注意事項」しか考えません。痛みを感じなければ、とりくみが継続されません。その繰り返しを追ってきてはいないでしょうか。

具体的な体の生きる営み、からだはどうなってどのように生きているのでしょうか。実にこれは当たり前のことですが、その事を科学的に認識して考えます。専門的にはとてつもなく難しいことですが、その原理を素朴にイメージして、素朴ながらにも「生きている自分を考えて見る」ような過程を支えてみると意識が変わって来ます。しかし、ここでの学習の目的は知識を覚えることではありません。興味を持つ住民と共に、中学２年生の「生物」での学びを噛み砕いてそれを土台に健診結果から考えて見るような学びの工夫を考

えてみたいものです。

　すべて「専門家に教えてもらうものだ」と決め込まされてきている意識を解きほぐすことが大切です。〈受動から主体へ〉ということによって、生きている自分の体を生きる営みとして見直すことになって、〈健診結果の意味〉を考えようとする気にならないでしょうか。このような発想に基づく理解への支援がおろそかにされてきたように思います。実際このような「理解し思考する過程」を踏んでみると住民の意識は変わってきます。それが「学習」です。

　その学習を支えるのが「健康教育」です。

＊多くの住民の人たちと話してみて、あるいは多くの保健師さんたちの研究会での発表や、実践報告を聞いてみて、「住民自身の学習について」下記のように感じています。

　住民にとっての大事な基本的な抑えどころが曖昧になっているのではないでしょうか。そして、解決方法の知識だけを教えて改善させようとして来たことを見直して行かない限り、本当の意味の住民主体と住民協働という意識は育ってこないと思います。住民と共にそれが解ってくると住民はどんどん疑問を抱きながら自分たちで考え質問し、話し合っていくようになっていきます。そのために保健師は「話し合いを進める力を身に着けること」が必要になってくるのですが、これは次の課題とします。

＊健診結果を読み取りながら、自分の体（人間のからだ）の「生きる営みとその構造」について素朴ながらにも興味深く理解（イメージ）することによって「健康問題」への関心を深め、生活行動（食・運動・休養）を考え、更にそれらの背景としての環境や、生き方と結びつけて「健康実現」の意識と行動を主体的に発展させて考える

ことになります。

＊AIが発展し、機器社会が到来しようとしている状況の中で、社会を形成させ、発展させる主人公は誰かという根源的な課題が生まれて来ている今、あらためて「健康」の意味と「住民主体」の今日的意味について、「人間らしく生きること」を据えて、職場や地域で、共同して考え合うことを定着させることが、今必要であると考えます。

6．具体的なおさえとして

　自治体に働く保健師には、人々が生活している「地域」に腰を据えて、住民の人たちの健康について「構造的で総合的な視点」で「健康状態」を把握して、文化的で人間らしく生きようとする生き方について、住民と共に考える姿勢が求められています。そのような視野を意識して、具体的には次のような住民の行動の支援にとりくむことが必要です。

（1）身体を「生きる営み」として理解し、実態を見ることによって、その「生き方と営み」を活性化する条件や歪めそうな条件を考え、
　①からだの使い方（運動・労働・休息）、
　②からだづくりの材料やエネルギーの補充の仕方（食品と食べ方）を考え、
　③それらの営み〈機能〉を総合的に実現させている（生活している）精神的な判断と脳の営みを考える。
　④以上のような個人的な条件が、他者との関係の中で営まれているか（社会的条件）を考えてみる。
　⑤からだの状態を示している「健診結果」の背景には、以上のよ

うな条件があるのだということをイメージすることによって、「自分の健康」を考えることになります。そして、これらの条件の背景にある社会的な実態や、その状況への視点を据えて行政施策や地域の在り方など社会的課題を考えることになるのです。

⑥「健康問題を考える」ということには、以上のような意識の流れを逆にたどって課題を明らかにする場合もあります。

＊現在の社会的状況における問題として「人間関係」の低下（希薄さ・孤立・分断）があります。その事が「身体的にも悪影響をもたらす」ということが科学的にも明らかにされてきていることに注目して、日頃のとりくみにおける「協同」「話し合い」の「健康的意義」を確認したいと思います。個人的に指導を徹底させて成果を求めようとする発想を見直すことが必要です。

（２）以上のような考え方に基づいて関連職種と共に「健康への考え」を共有化して、「地域の人々の」健康問題を考えることによって、保健・医療・福祉の連携と協働が成り立つのであって、それが職場における職種間の連携の質を創ることになります。このような活動が、生活している地域の中で展開されることによって、「健康づくり」としての「地域づくり」となります。そこに「自治体」としての役割があると思います。

その仕事の在り方を、職場の中での身近な職種（福祉・介護・子育て・公民館など）との仲間を作り「住民の生活実態について」の研究や、「協働のありかた」について、できれば住民も交えてじっくりと話し合うことを重ねてほしいと願っています。

第 50 回記念集会　研究集会 50 回を経て、次の一歩へ
～研究会の助言者として共に歩んだ私の遺言状～

政府の公衆衛生行政の頽廃ぶりを真剣かつ大規模に告発しよう

篠崎　次男（元立命館大学）

　私の話は遺言状ではなく、私の決意表明です。

　私は今、高齢期運動にとり組んでいます。高齢者の生活や活動方針をきちんと作り上げていく問題は、地域や高齢者を丸ごと把握して、丸ごと分析して、そこにどんな問題があるかということを整理して、そこから行動方針を作り上げていかなくてはなりません。今の皆さんの職場は地域にしても高齢者にしても丸ごと把握するという仕事ぶりではないですね。

　今、高齢者が生活相談に役所に行くと、おそらく 100％包括支援センターへ行くように追い出されます。包括支援センターはほとんど民間委託しています。地方自治法の精神に反して、高齢者の暮らしの課題について、行政は、最終責任は負いませんというような位置づけの中で保健師は働かされています。業務分担もかなり細かく専門化されていますから、総合力というのが仕事の中で育たなくなってきているのではないかと思います。

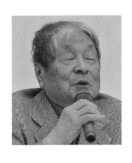

　皆さんの置かれている立場というのは、日本の政府の公衆衛生政策によって住民に添えがたい仕事ぶりに慣らされてしまっている。ここのところをきちんと押さえてかからないと、住民との信頼関係は濃密になっていかないのかなと感じ、このことは私の反省も含め

て初めにお話しておきたいと思います。

　皆さんが身につけた知識と技能を、活かそうにも活かせるような環境になっていない、その中で皆さんが苦労して創意工夫をしているわけですけれど、大きな動きを作って現状を根本的に変えていくとか、そこまでできなくても、そうしていこうとする気概が求められているのではないかと、私は思います。

１．国民の命は「自己責任」で…今につながる公衆衛生行政の動き

　最初のところで、改めて公衆衛生の大きな動きについて押さえておきたいと思います。

　1983 年の「林メモ」といわれた「今後の医療政策」、ここで明確に「健康維持・疾病予防自己責任論」を制度の中にきちんと定着させるという形で、５つの政策を提示しました。これよりも前に保健所つぶしというのが叫ばれていましたが、この頃は危機感を訴えると、訴える人たちがオオカミ少年呼ばわりされるくらいに、まだ公衆衛生の問題を跳ね返す力はあったんですね。政府も多少は良心が残っていたんだと思います。しかし、1983 年第二次臨調以降のとりくみとしては、公衆衛生のかけらもないくらいに、制度自体を壊してきた、このことをしっかりと頭に入れておかなくてはいけないと思います。それまではやろうとしてできなかったのですが、1974 年に保健所法が改悪され、地域保健法に代わってしまった。これに基づき、WHO の提唱もあって健康日本 21 運動を起こした。根拠法がいるという現場の意見に答えるふりをして、「健康増進法」という法律を作り上げた。これは自己責任論を徹底させるために、保健の分野に市場の仕組みを取り込んでくるという要素を強く持った政策ではなかったかなと思います。

87

実はこの法案を通す前段の手続きとして、有識者の意見を聞くという委員会がありました。私は有識者ではないですが、反対意見を言う人がいないということで、「お前恥かいてこい」といわれ参加しました。賛成派の人たちは、当時の岡山大学の公衆衛生の教授をしていた青山さんと国立栄養研究所の所長です。委員会の傍聴席は普通20人くらいしか入れないんですが、当日行ってみてびっくりしましたが300人くらいいるんですよ。食品会社と薬品会社の社員が圧倒的に多かった。その人たちが全員青山さんと栄養研究所の所長の応援団として機能するわけなんです。さすがに国会の事務局から「居心地が悪くて申し訳ありません」と、へんなお詫びをされたことがありました。まだその時は、本質を考えてはいなかったんですが、今このことが大変な事態を引き起こしているのではないかと思います。

いずれにしても長い年月をかけて保健所を解体し、地域保健法が健康増進法に挿げ替えられ、公衆衛生という問題がないがしろにされてきた状況の中で、専門的な知識と技能を磨くということはますます大切になってきています。皆さんが苦労して身に着けた専門性をどう発揮するかという環境を整えるために、専門家としての皆さんもどうかかわるか、そういうことが広く求められていると、こんなことが情勢の中から言えます。

2．今、保健師としてなすべきこと

（1）常軌を逸した動向に保健師としての発言を

今の常軌を逸した公衆衛生の動向について、それを一番よく知っているはずの保健師たちが、あまり発言していないということについて早急に改めるべきではないか、これが一つの問題提起です。

常軌を逸した公衆衛生の状態の一つの典型として、「特保」の氾濫について改めて取り上げたいと思います。これは皆さん、全部おかしいと思っていると思います。おかしいと思っていることについておかしいと発言しない、そのことがおかしいと思います。今や導入されたときには想像できないくらい、利用している人が5,600万人、市場規模は1.5兆円に伸びています。1兆円売り上げると、大企業が十分成り立つ市場といわれています。今やその規模をはるかに超えて2兆円に迫る勢い、その中でどんなことが行われているか。一つは薬なのに「食品」と偽って売られています。あれは飲んでいるんだけど食べていると表現していますね。小学生が考えてもおかしいとわかるのに誰も発言しません。そもそも特保を食品と言い換える知恵を授けたのは、1980年代に厚生省の研究班が世界に先駆けて提示した「食品機能論」の悪用です。そういう点では厚生省としても、今のとりくみ方について是正をするなり意見を出すなり、食品機能論を定着させた責任もあると思う。このような指摘もほとんど公衆衛生の側からは出てきていません。これもおかしいと思います。

　宣伝の仕方が巧妙で詐欺的な行為です。これを毎日飲んで80歳過ぎて歌を30曲も歌えます…と。その画面の片隅に「個人の感想で効能を説明するものではありません」と書いてある。ほんとにこれは詐欺より図々しい、詐欺だってもっと遠慮がちにやりますよ。

　生活習慣を変えたくない人が、あれに依存するわけですよね。皆さんが発言しないのは裏付けがあるのかなと思います。健康推進委員に接することがありますが、「青汁」なんて飲んでいる人はだれもいません。特保を愛用している人もいない。皆さんの身近にいる真面目で熱心な健康づくり推進員の人の中では、話題にならないからです。逆にいうとこれについて疑問を感じていないということに

ついて、みなさんの活動範囲が狭すぎる、地域に広がりを持っていない、そういう証だと受け止めていかないといけないのです。

それから、あまり問題が多すぎるから食品衛生法で取り締まると言っています。だけど医薬品として副作用としての報告義務もなければ追跡調査もない、その仕組みもない。食品なら満腹なら食べないけど、満腹感を得られない食品だからどんどん食べているかもしれない、それで医薬品でないから臨床医もほとんど関心を示さない。チェック体制がないから歯止めが利かない。それでバラ色の「効く、効く」だけが先行する。この先どう言うことになるんだろうか。先行きのことを心配して、今の公衆衛生の専門家なら何らかの行動を起こすべきじゃないか。起こしますよといっても、皆さんと顔見知りの市民とのやり取りだけでは、今のダイナミックな宣伝には追いつかないと思う。

欺瞞的な宣伝方法でいうと、「効いたよね、早めの○○○○」は「早めでないと効かないよ」ということですよね。そういう宣伝に改めるとともに、3包か5包くらいの小さい箱に作り替えて、これで効かなければすぐに受診しましょうと記載する。受診行動に結びつけるという措置を厚労省はとるべきですよね。そういう意見書なり進言なりを公衆衛生専門家としてすべきでないかと思うのです。こういうことは枚挙がいとわないわけです。私たちも含めた退廃か、退化の象徴的なこととして受け止めていかなければならないと思います。

（2）生活習慣病対策の本格化

二つ目の問題は、生活習慣病対策が今年（2018 年）の4月から本格化することです。特定健診・特定保健指導の受診率が低いと、後期高齢者医療への分担金の上積み、というペナルティーが発生し

ます。これが進むといよいよ、肥満が改善しないと「降圧剤は出さない」とか「糖尿をコントロールする薬は出さない」とか、あるいは保険料を上げるとか、具体的なペナルティーが伴う、限りなく民間の保険に近い社会保険になっていきます。まもなく本格的に動き出そうとなっています。

　皆さんは日常業務の中で、生活習慣病対策にとりくむと同時に、健康格差が広がるということは議論するが、広がる仕掛けである差別政策を社会に伝えていくというとりくみについては、まだ手がついてないのではないかと思います。まともな学習もさせずに、生活習慣病の有無だけで差別化させるというような社会保険行政について、もう少し警鐘を鳴らすべきでないかなと思います。

　日本の社会保障運動は、薬害だとか公害、あるいは一部の職業病にかかわる運動の中では、健康問題が議論されたかもしれません。けれど国民全般にかかわる健康問題についてはほとんど顧みられることはなかったのではと思います。こういうことにも疑問をもって、公衆衛生の専門家として日本の労働運動なり、社会保障運動にとりくむ人にも警鐘を乱打するべきでないかなと思います。

　これはむしろ自治体に働く労働者の立場で、保健の専門的な知識を尽くして告発していくべきでないか。日本の大きな社会運動の流れの中で、公衆衛生の問題を考えない限り、退廃をとどめることはできないのではないか。労働組合員なのであれば、労働者の立場でこのとりくみができるのではないかなと思います。

　すぐやるべき問題としては、地域のあらゆる団体へ呼びかけることです。町内会の地域保健に尽くしてきた功績というのは高く評価すべきだろうと思いますが、それだけに依存するのではなくて、新しい市民の動きをどのように保健行政の中に取り込んでいくかという点から、もう少し見直す必要があるのではないか。

皆さんは、養成期間を過ぎると、健康観を語らなくなるような気がします。いじわるかもしれませんが、住民にまともに健康とは何ぞやと語ったらどうでしょうか。健康というのは自己革新ぬきに実現できないわけですから、健康観をもっと積極的に語るべきです。

（3）「健康づくり運動」づくりへの視点

　三番目に皆さんは、健康教育の中身については熱心に研究するけれども、健康づくり運動についてはほとんど無関心。福祉の分野で働く人たちは、ボランティア活動を起こそうとしたら、ボランティア活動をどのようにしたらうまく機能させることができるかというコーディネートの仕事が不可欠だとしてとりくんでいます。ここの視点が欠落しているのではないかなと強く思います。

　日本の社会運動は当事者運動です。当事者がまず発言する、その発言を、協力者を組織しながら大きくしていって世の中の仕組みを変えていく、そういう形で実績を上げていっています。なぜ、労働運動が、ヨーロッパのように国民全体を代表して闘っていないのかよくわかりません。

　当事者が発言して行動することによって憲法25条を守る運動がうんと広がってきている社会福祉運動はあります。薬害に悩む人が頑張る、難病に苦しむ人がまず頑張る、こういう形で運動が広がってきている。保健師は、健康増進法まで行った過程でその当事者としてどれだけ声を上げてきたのか、当事者としての責務を果たしてきたのかどうか、ここが厳しく問われるんじゃないかなと思います。

　要求実現は政治運動が高揚した時に、かなり叶います。60年安保の時は、今よりはるかに小さい民主勢力が朝日訴訟をとりくむことによって、生活保護基準額を1年間に2回も上げさせました。

　それから小児マヒ闘争です。青森から起こった大運動がものすご

い広がりを見せて、厚生大臣が日本の法律を犯して、国交のないソ連から、医薬品として厚生省が確かめてもいないワクチンを、母親と教員の要求で導入して見事、小児マヒを阻止したんですね。

70年安保の時は高齢期運動が高揚して、高齢期医療費を無料化しました。今あれを上回るような9条を守れ運動が起きているといわれています。それなのになぜ、生活保護があんなに打ち切られるのですか。なぜ介護保険が機能しなくなってきているんですか。なぜ病床が削られるんですか。なぜ保健センターの住民サービスがカットされるんですか。やはりこの分野に働く、あるいはこの分野に関心のある人たちが当事者として発言していないからじゃないかなと思います。

保健師も当事者です。当事者として今の公衆衛生の、この荒んだ状況についてどう態度をとるか、自分の生き方としても問われているのではないかと思います。

第50回記念集会　研究集会50回を経て、次の一歩へ
～研究会の助言者として共に歩んだ私の遺言状～

再び「専門性」を論ず

中澤　正夫（東京・代々木病院）

1.「つどい」の歴史における「専門性」議論の紹介

私はとても学問好きの「いい医者」でしたが、それを直して「今のような医者」に育ててくれたのは、保健師さんたちであり、この「つどい」です。

93

佐久の井手イマさんとの出会いから自己変革が始まりました。村の中を連れまわし、すべてのことを教えてくれた私の師匠は西本多美江さん（元群馬県東村保健師）です。西本さんはじめ群馬の農村で働いている保健師さんに出会わなかったら、私の今は、無 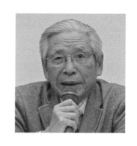 かったし、こんなところに座っていなし、こんなテーマを語ることはなかったでしょう。私がこれからしゃべる事の半分は西本さんの「口移し」と言ってもいいでしょう。

　「諸行無常」という言葉がありますが、辛気臭い意味ではなく、「全ての物は変化していく」という意味です。私が保健師さんにしごかれていた時代と今とを比べて、一番変わったのは、「保健師という職能に対する矜持」がだんだん薄くなってきた、ということだろうと思います。職階の上では、向上したのですが、住民との協働の減少が、その主たる原因と思います。

　さまざまな、専門保健師が生まれましたが、「保健師」総体としてはアイデンティティ・クライシスに陥っているのではないかと思います。

　「つどい」との付き合いは長いので、私にとって、その運営は他人事ではなくなっています。ですから「精神保健」ではなく、命ぜられるままに助言者がいない分科会の助言者も引き受けてきました。運営委員会から直前に、突然任務命令が飛んでくるという関係にあります。私は精神科の医者ですが、しばらく前まではずっと母子保健を担当させられていました。どこを担当しても「公衆衛生」という基本を踏まえていれば、助言者としての最低限の任は果たすことが出来ました。

　もちろん母子保健にもいろいろ変化が起こっています。少子高齢

化社会ですから、いろいろな「発達の歪み」を持った子どもがでてきています。基本的に「母子」というのは、保健師さんの「表芸」ですよね。その母子保健の現場は、年々急速に変化してきていますが、その変化に対応しきれていません。それは、伝統的な母子保健をしっかり守ることにエネルギーを使い、新しい変化には「その分野だけを扱う」専門保健師（例えば、ハイリスク担当保健師）をつくるという対処を是認してきたからではないでしょうか。こんなに大きな変化が起こっているのに、何で「保健師全体の問題」視しないのでしょう。しかし、名前だけはやたらと「包括支援センター」などという名前がついてくる。「虐待」にしても「発達障害」にしても、文字通り包括的アプローチが必要です。福祉、教育、労働、家族、市民の参加が必須です。それを「専門保健師」や（名前だけ）「包括」という組織を乱造して、コト足れり、とい現状を許しておいていいものでしょうか。総論、趣旨はポピュレーションアプローチをうたいながら、実態は、ハイリスクアプローチの最たるものになっています。早期にそういう子どもを見つけて何とかしろと言われる、そう言われても早急にはできない。早期に発見しても、対応するには、かつての公衆衛生を超えた協働、住民参加が必要なはずですから。

　本来なら「母子保健」分科会の助言者は小児科の先生とかがいいと思います。しかし、今の母子保健の現状から見ると、まさに助言者として精神科医が一番ふさわしいと思いました。そういう時代が来てしまっているのです。そしてまた、ここ数年でものすごく変りようだな…ということを痛感じました。

　そこでやっぱり、問われているのは、「保健師って何なんだろう」ということです。昨日の「保健師の未来を語る」というシンポジウムに参加しましたが、特に座長をやっておられた山岸さんが、あらためて保健師の原点について「保健師は公務員である」、「対象地域

95

を持っていて、そこの住民全てを相手にする」、それは、「病人だけでなく健康人も相手にする」。「健康づくりを住民とともにやっていく、それをやることが全てである」とまとめておられました。「健康づくり」を掲げた産業（食品からヨガ、スポーツに至るまで）コマーシャルの洪水の中で、公的責任としてそれをやる（公衆衛生）は素晴らしい、それに従事する保健師活動は素晴らしい、ときちんとまとめて下さいました。

　素晴らしいと思いましたが、それは最初から判っていたことだし、私が西本さんから叩き込まれたことでもあります。なのに、何で、いつも、総論は、ぐずぐずと繰り返し崩されてくるのだろうか。公衆衛生が崩されて行く歴史の中で、保健師は、どこまで、抵抗したのか、抵抗むなしく押し切られたのか、「つどい」集団はどんな闘いをしたのか、というまとめも、必要だったと思いました。

　結核との闘いが示しているごとく、医学・治療法の発達が勝利のカギではなく、治療が安価に、誰でも受けられるような制度・担保する法律の施行が、勝敗のカギでした。その観点から、対結核における保健師の闘い・奮闘をまとめ直す必要もあるでしょう。歴史を学ばないと、保健師に限らず、未来は拓けてきません。近い歴史の中から、「保健婦の専門性」論議を振り返ってみます。

　今から10数年前、この「つどい」でも、保健師の専門性とは何かということが、論議になっていました。本日の私の講義を「保健師の専門性について再び論じる」というタイトルにした所以です。それは保健師という職業は、行政の中にいながら行政に歯向かわなければいけない、住民に寄り添わなければいけないという、非常に矛盾した公務員であるからです。

　10数年前、保健師の専門性について私が主張したのは、「専門性玉ねぎ論」といって、保健師というのは医者でもない、看護師でも

ない、ケースワーカーでもない。そうやってむいていくと何も残らなくなる。いったい何だろうというような論議をかなりしました。その時、この「つどい」で、皆で合意したことは「キャベツ論」です。医者と似たようなこともできるよ。看護師と似たようなこともできるよ。福祉と同じようなこともできるよ。いろいろなことができる。そうすれば素晴らしい大きなキャベツができるということでした。

　そのことで納得したけれど、どうしてもやっぱり、「専門性」ということを、自分しか、あるいはその資格を持っている人しかできない」とする規定が、看護協会を中心に染みとおってきてしまいました。この道の専門家というと何となく顔がにんまりしてくるんじゃないですか。健康づくりの専門家と言ってもにんまりする保健師さんはあまりいないですよね。総合性というのは、最も優れた「専門性」だと思うのですが、行政で、総合職は、仕事内容より、地位を示すようになってしまいました。

　そういうようなことだけではありませんが、国の政策が変わり、そういうところを狙うがごとく、職能団体の看護協会も含めて専門性、専門性ということを言いだしました。「専門保健師」では何となく座りが悪くて、私は母子、私は難病とか、私は精神、そういう資格をとることが流行って、それによって一時の安心感を皆得たのですが、そのことが保健師活動全体を活き活きさせたかというと、私は逆だったと思います。

2．衰退のすすむ公衆衛生

　保健所法から地域保健法に変わって、地区分担制をはずされたことが一層保健師さんの持っている「専門性」を低下させたと思います。それ以前は、ここは絶対、私の分野よ！という気概のようなも

のがありました。

　私が西本さんたちに教えられたのは、住民と一緒に健康づくりをしていくということです。行政人としてこの地域のこういう仕事が必要だということを素早く見つけて、住民と手を組んで、予算をとり、それを実施して一定の成果をあげるという、きわめてオーソドックスなやり方でした。私が保健師さんって素晴らしいと思ったのは、それなんですね。保健師さんは、人がいいとか、美人がいるとか、人柄がいいとか、そういうことではなかった。こんな素晴らしい、こんないい職業があるのかと惚れ込んでしまったのは、裁量権を譲り渡さなかったからです。

　西本さんの地域は養蚕地帯だったのですが、お蚕を飼う頃になると、結膜炎と喘息のようなものに村中がかかってしまうんですよね。

　それは、なぜだろう、何だろうと考えたが、わからず、西本さんは、蚕糞（蚕のし尿）を大学の職業アレルギー研究室に持ち込んで実験をしてもらったんですね。当時、蚕を飼うときにでる糞などはそのまま、畑にまいていたんですが、それが舞い上がってアレルギー反応を起こすということを突き留めたのです。そこからが行政人の強さですね。養蚕組合に招集をかけて、蚕の飼い方を変えてしまった。糞を畑に撒かないで積み上げていく方法に変えていく。その年から、結膜炎も喘息様の咳もぴたっと消えてしまった。そういう活動を見ていると、本当に保健師ってすごいなと思いました。

　現在、そういう意味で、私がならった素晴らしい専門性は、衰退の一途、公衆衛生は衰退の一途で、保健師が発想し創意工夫をするという仕事は、ますます難しくなっています。難しくなっているけれど、それが保健師の専門性という、事実は少しも変わっていません。医者も、看護婦も、ケースワーカーも、養蚕農家も、村長も、解決できなかったことを解決したのですから…。これぞ、「狭い専門家」でなく、「何

でも屋」という総合力を駆使できる「保健師」の「専門性」です。

「健康増進、病を治す」には、まず、第一に生活の支援や生活の立て直しが必要で、どのケースをみても、治療の前に住む家とかお金とか働く場所がいりますね。必然的に、保健は医療、福祉と協働せざるを得ませんし、それは母子だろうと、精神だろうと高齢だろうと変わらない。みんな同じです。そういうところを行政はうまく先取りして、統廃合・行革を進めてきたわけですが、昨今は、やたらと「地区センター」「地区プラザ」「地区総合センター」、先程の「子育て包括支援センター」などを作る。そして旧来役所が担当していたものを民間委託し、業務を民間委託化しただけではなく、民間委託先の業務には、元の役所の縦割り行政のやり方そのままを押し付けているに過ぎないのです。

私は横浜市の市民ですが、センターとか、包括とか、ケアプラザの利用の仕方がわからないですね。この方は何センターに行ったらいいのか。「○○センター」とか「ケアプラザ」とか、わけのわからない横文字のものがいっぱいありますが、私が何か困った時、どこに相談に行ったらいいのか 10 年以上住んでいてわかりません。

それをどうしたらいいのか。公衆衛生の復権は、単に保健師さんだけが頑張ればいいというものではないし、国民全体の問題ですし、政治の問題ですが、そういうものがまったくなくなってしまったらどうなるんだろうということをよく考えます。

3．福島県での経験から

3.11 以降、私は福島に毎月、毎月支援に入っています。あそこは、役場もないし、役場を先頭に村ごと避難しました。解除になっても戻った住民は 1 割、多くて 3 割です。それだけではなくて、放射能

の影響で、人の心がみんなばらばらにされています。

　「バラバラ・ハラスメント」という言葉を、私と組んでいる保健師さんから教わりましたが、放射能に対する知識の差や避難状況、廃炉のメドさえ立たぬ４基の破損原子炉に対する危機感も皆バラバラです。放射能は、地域も集落も、それから親戚も家族も、場合によると夫婦までもバラバラにしてしまった。心もバラバラにされたけど、住むところもバラバラにされているわけですね。統計をみても、どこの町村とっても全国各地に散っているわけですが、そういうところで、保健師は何をしたらいいんだろうか。

　今度、沖縄で選挙がありますが、「オール沖縄」でとりくんでいますよね。私は、あれだけやれたら、「オール福島」でできるんじゃないかと思って行きましたが、全然できないです。オール福島どころか、皆バラバラになっている。しかし、もう一度復興しなければならない。あるいは、元通りにならなくても、よそから来たいろいろな人、違う村の人も含めて、新しい村づくりをしなければならない、それをやるために邪魔になることを一端棚上げしてもやるということが一番と一致しているんですね。

　一番邪魔になること、放射能に対する被害のバラバラさを一端、脇に置いておかないと進めない。明日からどう生きて行ったらいいかわからない、仲間もつくれない。そういう状況をずっと見てきました。放射能被害も本当に大変なんですが、それよりも家とか、食うとか、働くとか、そういうことを優先しないと、人としての群れができない状況に落ち込んでいるわけです。

　そうなると、そこにいる保健師とか役所は、動き方を変えざるをえなくなってきていることが、最近よく見えます。例えば、最近は、患者さんの状況を知るためにアウトリーチ（訪問）することが難しくなっています。そういうことよりも、まず避難している人たちと

かいろいろな人が何となく集まる集いとか、なにかやりましょうとか、一緒にお茶を飲みましょうとか、呼びかけが盛んです。「一緒に、食べるとか、飲む、しゃべる」は「繋がる」ための最良の手段です。電気や水道や電話などのライフラインより、もっと大切なライフラインは「人」であるということ大震災を通して気がついたのですね。いうそういうところにまず入っていくか、あるいは企画するかしないと、保健、福祉、医療関係者は、手も足でない状況が見えます。役所で待っていれば来るのでない。訪問したら、すっと入れてもらえるなんてとんでもない。住民が作った集まりの中に、まず参加させてもらう。あるいは、住民の入りやすいところにまずグループとか集まりをつくる。それをうまく優先させてやっているんですね。「絆」とは、おせっかいのことであるとよくわかります。

　この状況は、大都心を中心とした、プライバシー最優先、オートロック、引きこもり、近隣形成拒否居住傾向の平均的日本人の住まい方によく似ています。一緒に、飲み、食うから、アプローチする福島のこのやり方は、都市の保健師活動でも、大いに参考になるでしょう。

　いま、相双地区で展開されているこの動き（療養指導の前に生活支援、その前に顔見知りになる、それも病人と健康人を区別しないで集まる）というのは、西本師匠をこえていると私は思っています。やはり、こういう「集り」をやろうというのでなく、住民が生きていくためには、まず食っていくために、そして、未来を失わないためにやっている創意工夫の中に、どれだけ専門職を混ぜてもらえるかということが重要です。その動きは、精神障害者支援でいうと、まさにイギリスにおける精神障害者の家族や市民の動きとよく似ています。こういうものを土台にしないと、日本における脱施設化も形骸化してしまうでしょう。病院から出しても、デイケア、作業所、

101

グループホーム、ナーシングホームでも「施設病化」は起きますし、老人はすでに、孤立、弧住に追い込まれているのですから…。

4．健康保持は根源的な要求

我が国は既に、少子高齢化社会ですから、本来なら、まさに公衆衛生の専門家の保健師の出番ですが、それを逆手にとるような施策ばかりがやられてきています。公衆衛生は、本来基本的に非効率、不採算部門なのですから、保健師が全部やめて行政から出て、民間委託されるのは反対です。あくまで、公務員として残って、不採算部門でどうして悪いと威張りまくる必要があると思います。国が要望していないだけです。健康保持はいつの時代も変わらない、我々の根源的な要求ですから、必ず市民は支援します。だが、ストレートには支援されないでしょう。

「一滴の水は大河になっていく」というのは今までのいろいろな運動の歴史ですが、私はそうは思わない。一滴の水は大河にならないで、チョロチョロと流れては、消えてしまい、また途中から伏流水となって脇道にそれたりして流れていくと思います。今は苦しいですが、逃げないでがんばるしかない。

5．保健師活動研究集会（つどい）のこれから

今までの「つどい」は、「一滴の水、大河論」で順調にやってきましたが、これから先はそれではだめだろうと思います。まず、「変えたらどうか」と思うことから述べます。

助言者、講師に、医師や学者を招くのはいいのですが、それ以上に、保健師さんの中から、いい講師、助言者をつくり出すことです。

いつもいつも、他の職種から知恵を借りる、では、いつまで経っても、それ自体が「負け犬根性」です。

　２番目は、「つどい」は、大きくなって重要性が増していると捉えるべきです。ここ数年、参加者が次第に少なくなってきています。しかし、よく見ると、それでもこれだけの人が集まる。しかもいつも新しい人がくる。学びたいという気持ちは根源的なもので、保健師はいろいろなところに勉強に行っている。しかし、どこに行っても満足できる勉強ができないから、ここに来るのだと思います。ですから、ぜひこれは続けてほしいと思います。

　そのためには、つどいの組織の自己変革が必要だと思います。十数名の超人的な努力により支えられるという現状は解消が必要です。公用、私用含めて東京に出てくる保健婦は、大変な人数です。東京に来て、暇が少しでも出来たら立ち寄れる場所に、「集いの事務局・たまり場」を、つくれないでしょうか。家賃が高いので、広い家に住んでいる会員とか、どこか喫茶店と契約して、上京した保健師同士ががたむろしているとか、ぱっと集まれる事務局的なところ。それをぜひつくるべきだと思います。安曇野にある保健婦資料館は、素晴らしいですが、日常的に会を活性化する手段としては遠すぎます。今は、SNSの時代、保健師もそれに熟練していますが、やはり「集い」は、膝を突合せ、合議・前進する「レベル、匂い、持ち味」を失ってはなりません。

　今後の、この会のことを考えると、これまでの私の、うだうだした話よりも、この提案がもっとも、重要だと考えています。運営委員ではありませんが、運営委員会の実情を多少伺えるところにいること、苦言を言える年齢に達したと考え、あえて提案させていただきます。

　３番目は、２番目と矛盾しています。皆SNSの達人ばっかりで

すよね。それをもっと活用したらいい。いつでもどこでもネットでつながるわけですから、つどいのホームページをつくり、書き込めるようにする、会員のメーリングリストがあったら、どんなに便利でしょう。中堅以下の若手には、ホームページの更新・管理の出来る人がたくさんいるはずです。

会員間の情報共有量が飛躍的に増え、年一回の大会も質量とも飛躍的に発展するでしょう。これをつくる作業と管理チームを出来るだけ早く作るべきでしょう。

第50回記念集会　研究集会50回を経て、次の一歩へ
〜研究会の助言者として共に歩んだ私の遺言状〜

自治体職員としての保健師の責任は

池上 洋通（自治体問題研究所）

1．日本国憲法と地方自治

昨年（2017年）が日本国憲法施行70周年、一昨年が制定70周年でした。憲法改正を主張する皆さん方が、第二次世界大戦後70年間、変えられなかった憲法は。日本国憲法だけだと言いますが、本当にそうなんですね。

明治憲法は1889年から1945年までですから、それから比べると、はるかに長い間、私たちは日本国憲法の時代を生きてきていま

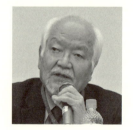

す。今日は、その憲法の話から入ります。

　日本国憲法の国家構想は単純でして、第一番目が国民主権に基づく立憲主義国家であると規定します。主権とは国家を支配する権利のことですから、国民主権とはこの国の支配者は国民だ、ということです。その国民は、憲法に基づいて国家社会を運営していく（立憲主義）というプログラムですね。

　では、主権者国民の手でつくられる政府がどのような任務を持っているかについて憲法は、とても単純に次の二つを定めています。

　一つ目は「戦力を持たないことによる恒久平和の実現」であり、二つ目は「全ての個人に対する基本的人権の保障」です。

　そして、この二つの任務を果たすためにどういう政府組織を定めたかを見ると、①国会、内閣、裁判所の三権から成る中央政府と、②都道府県・市町村から成る地方自治政府をおくことにしました。

　中央政府は何をするところか。国会は主権者国民の意思に基づいて立法をする。内閣がそれを執行する。それらの立法と執行の監視をするのが司法機関・裁判所の役割です。この三権によって、第一に恒久平和主義を原則とした外交や各種の平和政策・平和事業を推進し、第二に、すべての人の人権保障のために「法の下の平等」を基礎に、日本のどこに住んでいても平等に暮らすことができる法制度的な基本的条件をつくる、ということです。

　そして日本国憲法は、この中央政府とは別に、第8章として「地方自治」を定め、中央政府と対等な立場に立つ地方自治体の政府──都道府県・市町村の政府を置くことにし、それぞれに議会と行政から成る二元代表制を規定したのです。

　じつは、日本国憲法が制定された頃に、国会や内閣や司法と対等に章を立てて「地方自治」を定めた憲法はなかったといわれます。日本国憲法は世界で初めて、章によって地方自治を規定した憲法

だったのです。

　なぜ日本国憲法は、それほどまでにして地方自治を重視しようとしたのでしょうか。私は、次のように考えています。

　憲法は第13条に、「すべて国民は、個人として尊重される」と記し、「生命、自由、幸福追求の権利」について「国政の上で最大の尊重を必要とする」と定めました。つまり、個々人（一人ひとり）に、平和的生存権を含む基本的人権を保障するために、国の政治があるというのです。

　しかし、個々人に人権を保障するというのであれば、一人ひとりの生活の場に向き合うことができる政治組織が必要になります。それが地方自治体とその政府組織（議会と行政）です。

　この地方自治体の組織は、住民自治と団体自治の原則で運営されます。住民自治は、住民を自治体の主権者として、その意思によって自治体・政府組織を動かすということであり、団体自治は、住民自治に基づく地方自治体が自主的・主体的に組織され運営される、ということです。そして住民自治も団体自治も、主権者である住民の持つ権利であり、中央政府などがこれを侵すことはできません。

　そこで注意したいのは、住民自治が団体自治に優先する、ということです。個々人の権利を保障するのが地方自治体の目的ということであれば、住民自治の優先は当然のことです。

　しかし、団体自治もきわめて大きな意味を持っています。他からの圧力で人権が侵されないようにしなければならないからです。

　これは、環境権で考えるとよく分かります。誰もが快適な環境で生活する権利を持っていますが、それぞれの地域には自然的・歴史的に形成された独自の環境があります。北海道と沖縄では、まるでちがいますね。ですから、中央政府がつくった全国一律の政策を押し付けたりすれば、どの地域の環境も破壊されてしまう可能性があ

106

ります。だから、それぞれの地域の特性を一番よく理解している地方自治体が、それぞれの政策・制度をつくっていくのです。この場合、中央政府は、「すべて国民は、快適な環境の下に生活する権利を持つ」という理念を明らかにした法律を制定するだけであり、あとは都道府県・市町村という地方自治団体の仕事というわけです。

こうした地方自治体の役割を明確にしたのが「近接性の原則」です。近接性の原則というのは、個々人の人権の保障のためには、個人の生活に最も近い（近接している）市町村に、施策・事業の決定と施行、予算の配分についての最優先の権利が与えられる、というものです。もし、市町村の経済的条件などが不十分な場合には都道府県が補完し、さらに都道府県が困難な場合には中央政府が補うのです。そこで「市町村最優先、都道府県優先の原則」ともいいます。

この原則は、1950年12月に中央政府におかれた組織（地方行政調査委員会議）の勧告によって確認されているのです。これを中央政府は否定できません。ところが、肝心な市町村の職員が知らない。これを理解しているかどうかは決定的なのです

例えばいま、新たな米軍基地の建設をめぐって、沖縄県が内閣と対立していますね。何で沖縄県があんなに頑張れるのか？　中央政府と地方自治体の政府が対等だからであり、特に基地建設の海の埋め立ては環境問題であり、その決定権を優先的に握っているのは県知事だからです。

先程お話しした、中央政府の役割の最低の原則は、法の下の平等です。沖縄だけに過大な米軍基地を押し付ける——どこに法の下の平等がありますか。少しは怒りを持たなくてはだめです。

日本国憲法は数多くの人権保障を規定しています。それを全部、個人の生活の場に実現することが、中央政府と地方自治体政府の任務であり、公務員の職務です。たとえば国会議員の被選挙権、選挙

107

権があります。例えば、災害や原発事故で避難している人はいま、こうした権利はどうなっているのでしょうか。そうしたことを我々がどう理解するか。それをもう一度しっかりと見据えましょう。

2．地方自治とは

「生命・健康権はすべての人権の土台である」、命がなければどんな人権も意味がない。簡単なことのようですが、歴史的に見ると、これは闘いとった理念です。例えば、アメリカ合衆国の独立宣言の中にこう書いてあります。

「我々は、以下の事実を自明のこととして（自明とは証明がいらない真理ということ）信じる。すべての人間は生まれながらにして平等であり、生命、自由及び幸福の追求を含む不可侵の権利を与えられている。」── これが自然権の最も根本的な原理です。これを言ったのが、1776年です。この思想で、後にアメリカ合衆国の憲法がつくられ、1789年のフランス革命の「人権宣言」も、このアメリカの独立宣言の思想に基づいてつくられています。

日本国憲法はこれらを受け継いで、第11条は「国民はすべての基本的人権の享有を妨げられない。この憲法が国民に保障する基本的人権は、侵すことのできない永久の権利として、現在および将来の国民に与えられる。」と記しました。

ここで基本的人権は「将来の国民に与えらえる」としています。だから、たとえ憲法を改正するとしても、基本的人権の水準を下げることはできません。改憲議論をするときの根本の一つです。

先ほどからふれている13条の全体は「すべて国民は、個人として尊重される。生命、自由及び幸福追求に対する国民の権利については、公共の福祉に反しない限り、立法その他の国政の上で、最大

の尊重を必要とする。」というものです。

　基本的人権は、個人において実現される。人権がそれぞれ個人の置かれている条件と要求において別々の形をとるのは当たり前なんです。何のために保健師が家庭訪問するのか。あとでもう一度そのことを話します。

　いま、さかんに「自助・共助・公助」がいわれています。2012年、民主党政権時に、民主党、自民党、公明党の3党合意で作られた社会保障制度改革推進法の基本的考え方です。

　その第2条に「社会保障制度改革は…自助、共助及び公助がもっとも適切に組み合わされるように留意しつつ、国民が自立した生活を営むことができるよう、家族相互及び国民相互の助け合いの仕組みを通じて、その実現を支援していくこと」とされたのです。自助・共助・公助という概念そのものが非科学的ですが、もしそれを用いるとしても、「公助＝公共の仕組みによる人権保障」が最優先でなければ、憲法違反です。

　そしていま、「共助」のしくみとして、「町内会一本化」がいわれるようになりました。それ自体、住民の自由な地域活動を否定するものですが、歴史的にはさらに重大な問題があります。

　昭和15年（1940年）に当時の内務省が「部落会町内会等整備要領」という文書を送達し、全国すべての地域に同一内容の規約による「町内会・部落会の整備」を命じました。この命令一本によって、すべての町内会、部落会が行政の下請け機関になりました。昭和18年（1943年）には、これをさらに改悪して、町内会、部落会自体を行政機関の一部にしてしまいました。これで、文字通り国民総動員の体制が完成したのです。あそこの家の女がパーマをかけた、あの家が贅沢した。どんどん密告させるようにしたのです。なんでそんなことが行政権力でできたのか、ということです。

もちろん、今の憲法の元ではできないはずのことです。なぜ、日本国憲法が地方自治を重視したのか、その一つの理由がこれです。戦時体制をつくるために地域社会を総動員した歴史があったからです。だから、地方自治体を国家総動員の体制に組み込ませないためにも、中央政府と対等な地方自治制度を立てたのです。

3．自治体保健師の責任

　皆さんにぜひ、しっかり考えてほしいのは、自治体保健師労働の重要な役割です。まず生命・健康権はすべての人権の根本です。

　そこで私がずっと重視してきたのは、家庭訪問活動です。私も公務員の経験があるのですが、どの公務員の分野にいても、令状のようなものも持たずに、人の家に勝手に入るなんてできません。保健師の家庭訪問は、日本の公務のなかでも最も大きな権限を持つものなのです。誰にもプライバシー権はあるんです。なぜ、保健師には許されているのか。それは、生命の価値が第一と考える憲法を持っているからなのです。

　そしてもう一つは、憲法がすべての基本的人権を個人に実現するという規定を持っているからです。個々人の生活を把握して、一人ひとりの暮らしを支え、一人ひとりの権利を実現する、そのために行われる訪問であることが前提だからです。そういう自覚で働いていますか。

　ケースワーカーという職務の場合は、ケースを決めて動きます。しかし皆さんは、どの家も訪問する。このことの持つ意味の重大性をわかってきましたか。

　だから、役所全体の中でも、一人ひとりの暮らしのリアルな有様をキャッチして、それを政策にする営みの原点にあるのは、実は保

健師の職務なんです。その自覚があるかどうか。ここが、これから
の保健師の勝負です。一人ひとりの暮らしがどうなっているのかと
いうことを、キャッチできる。正確につかむには一人の力だけでは
できないから、集団があります。保健師は集団で討論する。そこか
ら見えてくることがありますが、そこからどんどん内向きにならな
いことです。たとえば、「どこどこの地域に、生活困難で納税が厳
しい家庭が存在する」と税の部署に伝えるのは、上司の許可があれ
ば、地方公務員法における守秘義務違反にあたりません。

　また、先ほども触れましたが、災害は、基本的人権のすべて奪い
去ってしまう可能性があります。だから、そうしたことがあった時
に、事実から学んで、憲法の力を発揮しなければならない時と考え
る。先程、福島の話がされましたが、大変な事態ですね。でも、改
善に向かうプランの根拠はあるのです。日本国憲法の原則です。

　最後に二つお話をしておきたいと思います。

　一つ目は、保健師になる過程を変えなくてはいけない。私は、保
健師教育は、看護師4年で学士、保健師2年で修士、さらに2年で
博士が取得できるようにすべきだと思います。単なる学位の問題で
はない。つまり、この国の中で保健師が明確な政策の提案者になら
なくてはだめだと言っているのです。

　このことは偶然なことでもなんでもない。今、諸外国では、公衆
衛生などのプログラムにおける「人づくり」に必死でとりくんでい
ます。日本でも考えを変えなければいけません。自治医科大学の看
護学部で講義をしていたことがありますが、そうした折りに痛感し
てきました。

　この保健師活動研究会も50年です。保健師活動の理論研究、学
問的発表に、あらためて本気になりましょう。この研究会を、生涯
にわたって学び、研究ができる大学院にすることです。それは何よ

111

りも、すべての自治体の住民が望んでいるはずのことです。

何でも国の政策の言いなり――自助、共助、公助でいくのでしょうか。そんな法律を廃止させるために闘わなくてはいけないのです。法学的な知識だって必要です。

そして最後に、公衆衛生の歴史であらためて確認しなければいけないことがあります。

実は、第二次世界大戦の前に、保健師が誕生した時、「健全な兵力の担保」をすることが第一の目的でした。それを目的に国民・住民に奉仕するという奉仕労働の保健師として皆さんの先輩たちは頑張っていたはずです。その歴史を確認することです。

優生思想＝劣っている者は生まれた時から劣っているという思想の克服が、いまだにできていません。それが相模原の事件でした。私たちは本気で、一刻も早くそれを克服しなくてはなりません。それは公衆衛生を名乗る者たちの最大の義務の一つです。そういう意味では、平和の課題も含めて日本の保健師の歴史的な転換点に立っているのです。

私が毎月やっていることの一つに、高校生の憲法講座があります。2年前に中学生5人で憲法を教えてほしい、と訪ねてきた。今、12人来ています。この子たちが、高校1年になりました。夢中で学びます。実に勉強のできない子たちですが、誰一人欠けません。国語の辞典を持ってきて、一つ一つの言葉を洗い出し、ノートをとっています。私の方が頭が下がります。18歳選挙権を意識しての結果のことのようです。中学生ですよ。それが高校生になりました。

皆さんが本気にならないと恥ずかしいでしょう。そういうところにも、しっかり展望を見出しながら、共に前に進んでいきましょう。

特別講座

深刻化する格差社会と公衆衛生の課題

近藤 克則

(千葉大学予防医学センター／国立長寿医療研究センター)

Ⅰ．課題はどう変わってきたか

(1) 平均寿命と乳児死亡率

　今から1300年前は、日本人が600万人くらいしかいなかったという推計があります。江戸時代で大体3000万人弱、明治維新のころに3000万人くらい。そこから、ものすごい勢いで人口が増えました。

　皆さんは、人口が増える社会しか見たことがないのです。新しい土地に住宅地ができ、新住民対旧住民をどうしようかとか、高度経済成長期に小学校の教室が足りなくなりプレハブ校舎が建ったり、新しくバイパスとか高速道路ができたり、そんなふうに社会が変化する姿を私たちは見てきました。

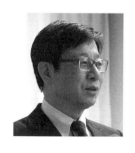

　ところがこれからは、人口が減る時代になり、今まで私たちが見てきたものとは全く違う変化を見ることになると予測できます。

　平均寿命をみると、今では男性が81歳く

らい、女性が 87 歳ですね。乳児死亡率は 1000 人中 1.9 です。し
かし、50 年前の寿命は、男性が 69 歳で今より 11 年短い、女性は
74 歳で 14 歳も短かった。終戦当時は、男性 50 歳女性 53 歳です。
こんなに短かったのは、乳児死亡率がすごく高かったので、平均を
下げていたのです。50 年前の乳児死亡率は今の 10 倍、さらにそ
の 50 年前はなんと 160 ですから、今の 100 倍弱の乳児が死んで
いました。

　保健師が登場したころ、母子保健が最大の課題で、沢内村での保健
師たちの奮闘ぶりを描いた演劇の中で、当時の保健師達が赤ちゃん
が生まれた家を、雪の中訪ねていくというエピソードがありました。
産まれた命をいかに救うかということが重要課題だったんですね。

　そこからの 50 年は一言でいうと、高齢化に一生懸命対応してき
た 50 年です。高齢者が増えるほど、病気も要介護状態も障害も増
える。それを社会としてどのように対応してくか。裏を返せば乳幼
児死亡率はものすごいスピードで下がりました。これは、保健師さ
んたちの頑張りもありますし、社会全体の衛生状態の改善や栄養状
態の改善、脱水への有効なアプローチが進んだなど、いろいろな要
因で、その結果長生きする人が増えてきて、その人達をどうするか。
介護の比重が増えて介護保険の制度ができて、日本社会は対応して
きたわけです。

（2）3つの時期に区分

　厚生労働白書で使われている時期区分ですと、1983 年ころまで
が医療保障拡充と基盤整備の時代です。それまでは、保健医療福祉
の基盤をどんどん作る、人口も高齢者の人口も増えた時期です。次
の時期には、もう高度経済成長が終わって、このままではいかない

ということで、医療保健福祉制度の見直しが 10 年ほど行われました。2000 年頃からの介護保険の導入に象徴されるように、医療と福祉の機能分化の時代になりました。病院でいうと急性期、回復期、慢性期などの機能分化がされ、保健師の領域をみても、課題別に専門性を高めていかないとダメというような風潮が高まってきた時期とみることができます。

（3）保健医療介護の主な出来事

医療・介護保障面でみると、国民皆保険の制度ができたのが 1959 年で、最後の村で実施できるようになったのが 1961 年だそうです。60 年前には国民皆保険さえもなかった。老人医療費を無料化し「福祉元年」といわれたのが 1973 年頃。その後オイルショックがあり医療費も有料化され、老人保健法という名称になったのが 1983 年。医療だけではなくて、リハビリも強化する代わりに費用の窓口負担を導入するという見直しがされてきました。その後、1990 年に高齢者保健福祉推進 10 か年戦略ゴールドプランが全市町村で作られるようになりました。1990 年を節目と考えると、今はそこから 28 年目に入ったところです。2000 年の介護保険導入からは 18 年目に入りました。50 年スパンで考えると、世の中が随分変わるなという感じを受けると思います。

医療提供する側面からみると、医療法が 1948 年にできて、そこから 40 年近く法改正がされませんでした。その後 1985 年第一次、1992 年第二次と改正されて、機能分化がどんどん進みました。

医学的な側面でみると、ワクチンや血清療法が見つかったのは、今から 100 年ちょっと前の話。それまでは有効な予防方法がなく、手を洗うことで感染が減ることも分かっていなかった。産婦人科医

が解剖をやった後に、そのまま赤ちゃんを取り上げた時代があり、病院で取り上げた子の方がよく死ぬといわれました。当時は顕微鏡もなく、細菌は目に見えないので、原因がわかっていなかったのです。空気が悪いという説が有力だったというのが、わずか100年前のことです。

ビタミンが発見されてからも100年たっていない。当時の日本帝国陸軍では、ビタミンBが欠乏していて、戦死者よりも壊血病で死んだ人の方が多かったという史実が残っています。ペニシリンが見つかったのが1945年で約70年前。人類は長い時間をかけて次々と異なる健康課題に直面し、新しい制度を作り、新しい技術を発見し、長生きが実現し、乳幼児死亡率は100分の1に減少するという変化が起きてきたわけです。

(4) NPMとは

公共サービスのマネジメントの考え方も、この100年でまったく向きが変わっています。この間、国公立機関が民営化されました。国鉄がJRとなり、電電公社がNTTになりました。

これは、民間の活力を使うNPM（ニューパブリックマネジメント）という新しい公共サービスのマネジメントの考え方によるものです。80年ころから、英米などで始まり、やがて日本に持ち込まれました。

100年前を振り返ってみると、例えば幹部をめざすビジネスマンが取得する修士MBAのAはアドミニストレーションであるように、公的組織から管理手法を学んでビジネスにいかすための学位でした。当時大きな組織というと軍隊とか官僚組織くらいしかなく、企業は中小企業しかなかったんです。企業がだんだん大きくなり、大きな組織はどうやったら運営できるのかということを公的組織か

116

ら学んだのです。ビジネスの幹部が、管理職を育てようとしたとき
に、参考にされたのが軍隊や官僚組織だったんです。階層や担当部
局を作って予算などの権限を与え、年間予算をたてて、決算で帳尻
を合わせる手法などです。行政組織が使っている手法を学ぶのが当
時のビジネススクールだったから、マネジメントではなくてアドミ
ニストレーションという名前が残っているのです。

　そこから100年たって、公的組織や官僚組織が大きくなって弊
害が指摘されるようになってきました。柔軟性を欠くとか、ニーズ
にこたえることが遅いとか、決算よりもプロセス重視。例えば国会
の予算委員会を観ることはあると思いますが、決算委員会って観た
ことありますか？　テレビでもあまり取り上げないですね。不思議
な話で、お金をどう配るのかは一生懸命論議するのに、結局それを
どう使って成果は上がっているのかはあまり関心がないという状況
になっています。それらが、「親方日の丸」とか「お役所仕事」と
かいわれ、批判されるようになってしまいました。

　法律や条令、規則を作ってそれに従って進めるとなると、例外は
許されないわけで、そうすると柔軟性を欠くことになる。制度を変
えるとなると理由がいりますし、関係者が納得するには時間がかか
るので遅くならざるを得ない。それに対して民間企業は、顧客ニー
ズがあるなら、なんでもやるという民間の組織が徐々に大きくなっ
て、ニーズに応えるほど、お金が入って巨大組織となりました。民
間は予算よりも利益、つまり決算重視。最後は「儲かりまっか」の
世界で、儲かったところは生き残る、儲からなかったところはつぶ
れる世界です。

　100年のこんな変化の中で、公的組織と民間組織の立場が入れ
替わって、今度はパブリックサービスも民間の手法から学べるとこ
ろは学ぶべきだという声が大きくなりました。今時コンビニで住民

117

票を発行することに反対する人はいないでしょう。利用できるところは利用しつつ、公的立場でないとできないことは守るという、何を残して何を変えるのかという論議を、これから数十年していく必要があると思います。

（5）社会的要因が健康格差を引き起こす

公的な組織や制度じゃないとできないこと、民間ビジネスではできないことが、公共性、公平性の視点に立った政策です。その視点で見たときに、健康格差は公衆衛生関係者にとって放置できない重大課題です。

ビジネスでは、お金を出して買ってくれる人が良いお客さんなのでお金持ちだけを相手にしていれば良いという論議になります。公衆衛生は、それでは許されません。お金のない人たちも含め、国民全体の健康をどうやって守るかを考えないといけないのです。

健康格差は、社会的要因によって健康状態に差があるということです。どんな社会的な要因の影響が大きいかというと、一つは経済力です。所得が多い少ないによって健康状態が違ってきます。貧しい人達のほうが健康を損ないやすい、要介護状態も多い、認知症も多い。

職業でいくと、大変な思いをしているのは失業者や非正規雇用者です。正社員とか公務員は恵まれている。どういう人にうつが多いか調べたことがあります。対象にしたのは65歳以上でしたので、「最も長いお仕事はなんでしたか」という質問した結果を分析すると、公務員だったという人たちには、うつが少なかったのです。退職後にまで影響が残っていることがわかりました。

家族構成では、一人暮らしの方が、健康状態が良くないと出ます。

自殺も、結婚している人では少なく、一人暮らしの方、未婚の方に多いですね。銀行は住宅ローンを貸すときに結婚していますかとかお子さんいますかとか聞いて、結婚して子どもがいたら、そう簡単には自殺や失業はしないだろうとお金を貸してくれたりします。

　もう一つが地域です。地域間の格差が、こんなにあるとは私も予想していませんでした。

（6）格差の拡大

　ジニ係数という所得分配の不平等の程度に関する指標があります。ジニ係数が大きくなるほど格差の大きい社会ということになります。60年と92年の32年分で見ていてもゆるやかに上昇しています。高度経済成長の頃にジニ係数が下がっているということは、格差が縮まったということです。格差は必ず拡大し続けるわけではありません。61年に国民皆保険が実現し63年に老人福祉法ができました。73年に医療費を無料化するなど社会保障がどんどん実現する時期には格差は縮みます。なぜかというと、社会保障には、お金持ちにたくさん税金や社会保険料を負担してもらって、所得に余裕がない人達に再分配する機能がありますので、社会保障が強化されると、社会格差は縮む傾向があります。

　81年くらいを底にして、今度は格差が広がるようになり、その傾向は今も続いています。一人暮らしが増えるとジニ係数が大きくなる傾向はありますが、そのことを差し引いても日本では格差が広がってきたことは経済学者も認めています。ということは、今後、政治、政策の流れが変わって社会保障や貧困対策が強化されなければ、健康格差は拡大していくというです。

（7）JAGES 調査から

　では、この問題に私たちはどんな考え方で迫ったらよいのか考えたいと思います。

　今から話すデータのほとんどは、日本老年学的評価研究（JAGES: Japan Gerontological Evaluation Study）プロジェクトのものです。JAGES の 2016 年調査では 39 市町村に協力してもらい約 20 万人の人に回答してもらえました。

　まず高次生活機能 5 項目を評価した結果です。電車・バスで移動できるとか、食事を自分でつくれるかとか、お金の管理ができるとか一人暮らしをするときに必要となるような手段的日常生活動作（IADL）について、一つでもできないと答えた割合を比較しました。

　一番少ない所は 100 人中 8 人ができない、残りの 92 人はできる。それに対して一番多い所は 23 人ができないと答えた。その差は 3 倍。追跡調査をすると、IADL ができないと答えた人は、その後、認知症になりやすく、要介護認定を受けやすい。言い方を変えると、同じ日本の食生活や文化の中で、3 倍ボケやすいまちがあるということになります。皆さんのお住まいのまちは大丈夫でしょうか。

　なぜこんなに差がでるかと要因を考えるときに、最初に思いつくのは、高齢化の違いではないか、ですよね。だったら前期高齢者に限定すると差がないはずです。しかし限定して検証してみても、同じでした。だから高齢化のせいではない。同じ前期高齢者同士で比べても 3 倍の差があるのです。

　次に人口密度の違いや政令指定都市か否かです。するときれいに分かれました。都市には人々の健康を守る秘密があるらしい。それを解き明かして、積極的にまちづくりに応用できれば、本人はそん

なに努力していないのに、知らず知らずのうちに健康になってしまうまちを作れるのではないかと考え、今要因を探しています。

（8）健康教育の効果について

　健康日本21がはじまって10年たって、振り返ってみたら期待したほど上手くいかなかった。悪化した項目もかなりありました。例えば、歩くことは健康に良いと、全国の保健師さんたちが大キャンペーンをはって、もっと歩きましょうと健康教室で言っていたと思います。しかし国民健康栄養調査の一日平均歩数でみると、2000年から2015年まで男性も女性も下がり続けています。なぜなのか。

　健康教育やカウンセリングで個人の行動を変えられるのか、世界中で研究が進められました。冠動脈疾患の一次予防のためには、たばこも高脂血症も高血圧も糖尿病も肥満も運動不足もよくない。健康な生活習慣とはこういうものですよと健康教育やカウンセリングをして行動変容を引き出そうとしたんです。初期には効果的で、費用対効果も高いから広く使用するべきだいわれていました。だから皆さんは学校でそう習ったんです。

　ところが続きがあって、だんだん疑問が出されるようになってきました。皆さんは保健指導をしていると思いますが、健康教育の手ごたえはあるでしょうか。世界中で55の無作為化対照比較試験がされているそうです。サイコロふって偶数がでたら健康教育、奇数がでたらチラシを渡すのみなど2群に分けて追跡して死亡率低いかどうかをみました。対象者16万人です。死亡率でみると、起こりやすさの確率の指標であるオッズ比は1.0。つまり教育したグループとしなかったグループでまったく差が出なかったんです。ただし

121

高血圧とか糖尿病などのハイリスク集団には効果がありました。しかし健康な一般集団については、効果がでなかった。これが、今までのエビデンスの到達点です。

　以前は効果的と言っていたのにどうしてか。それは追跡期間が12か月に伸びたことがあります。初期の研究は、退院時指導後から1週間後など短期間の追跡でした。ものすごく効果がありました。1か月後も効果がありました。3か月で少し効果は落ちますが、まあまあ効果がありました。6か月後で減ってきて、1年後は効果が無くなっていましたということです。入院した直後は、もうこりごりだからと、指導されたことを聞いて気をつける。しかし時間がたってくると、その後は何ともないからと、元の生活に戻ってしまう。それが人間なんだということがわかってきました。

（9）介護予防教室では

　高齢者の介護予防においても同じことが起きました。放っておくと要介護状態になりそうな虚弱な人、当時は特定高齢者といわれていましたが、そういう人が高齢者の20人に1人、5％くらいはいます。その人たちを健診会場でスクリーニングして見つけて、介護予防教室に来てもらって体操をやってもらえば元気になって認定が減るはずだと厚労省は頑張りました。始めてみたら出足は低調で閑古鳥が鳴いている。初年度の参加率は高齢者人口の0.2％でしたが、厚労省はその後、9年間頑張りました。健診だけではだめだと、途中から基本チェックリストの郵送方式に変えてやりました。にもかかわらず最終年度で0.8％でした。

　なぜ、うまくいかないのか。その理由として健康格差が深くかかわっていることがわかってきました。

グラフ①

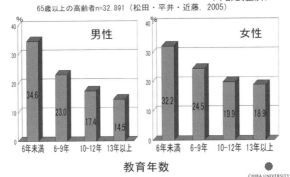

　日本の高齢者を4年間追跡して、どういう人が要介護認定を受けているのかを調べてみました。すると高所得層に比べると低所得層が要介護認定を受ける率が高いとわかりました。低所得層には危険因子を持つ人が多い。一方、健診の未受診者の分析をしてみると、教育年数が短い人、低所得の人の方が、制度があっても値段が安くても利用していない実態が見えてきました（グラフ①）。

　皆さんは健診をやる立場だから疑問に思わないかもしれませんが、考えてみると健診って楽しいものでも、気持ち良いものでもありません。それにもかかわらず健診に行くのは、将来の健康を守るためにはこれくらい我慢しなくてはということが理解できる人、あるいは今、充実した人生を送っていたり、10年後も生きていたい、健康でありたいと思うような人です。

　ところがうつ状態の人に代表されますが、生きていてもしょうがない、いっそのこと死んでしまいたいと思っているような人たち、非正規雇用で生活に余裕がなく10年後のことよりも今日のことが心配だという人にとっては、健診にいくということは、日給8,000

円を捨てなければ受けることもできない訳です。その人達にとって、健診って行く意味がありますか。生きたいと思っていないのなら、わざわざお金払って、時間を割いて、日銭をあきらめてまで行く意味はないのです。受診が必要なハイリスクの人はどこにいるかというと、実はこの受診していないグループにこそ多くいるということが分かってきたのです。これらを組み合わせると、虚弱なハイリスクの人達は低所得や教育を受ける機会のなかった人に多い。しかしその人たちは健診を受診しない。だから健診会場では、介護予防の対象者を見つけようとしてもあまり見つからない。そんなプロセスがあることが分かってきました。

（10） 都市部の認知症予防

　先ほど、政令指定都市には、健康状態が良い人が多いことを紹介しました。では都市にいる人が努力しているからでしょうか？　調べてみると政令指定都市にいる人ほど歩いている時間が長い。今日東京駅で東西線に乗り換えた方、何百メートルありましたか。大手町で乗り換える時には、同じ大手町という駅名なのに、800メートル歩いたりします。800メートルというと10分歩かないと乗り換えられないということになります。都市部は公共交通機関が発達していますが、それを使って移動すると乗換えなどで歩かざるを得ない環境なのです。

　最近は認知症予防の研究が進んで、効果がある方法が分かってきた。運動だけではなく同時に頭を使う、計算しながら運動するような二重課題（デュアルタスク）が、どうやらいいらしいと分かってきました。考えてみると、都市部の人達は、どこかに出かけるだけで毎朝毎晩デュアルタスクをしています。スマホ歩きをしてぶつ

かってくる若者を避けながら、路線検索とかしながら、東西線より千代田線が早いかもとか計算しながら、急げば乗れると早足で歩いたりする訳です。完璧なデュアルタスクです。認知症予防のデュアルタスクを毎日朝晩やっているようなものです。そういう環境で暮らしていること自体が人々の健康を守っているという可能性が見えてきました。

（11）健康と環境

　環境がいかに人々の健康に影響を及ぼすか。公園が近くにあるかどうかも影響するらしいと分かってきました。公園の近くに暮らしていると運動頻度が２割多いです。先日この話をしたところ、聴衆の方の中に　最近公園のすぐそばのマンションに引越しをしたら、天気の良い日などは子どもを連れだして、散歩に行くようになったという話がありました。

　また、公園の面積が広い地域は、スポーツの会の参加率が高いということも分かってきました。さらにスポーツの会の参加者が多い地域ほど、IADL の低下率が低い。スポーツの会に入っている人が４割だと IADL の低下が少なく、１割だと低下者が多い関係が見えてきます。

　運動しましょうと健康教育をしなくても、公園をたくさん作ると、体を動かす人が増えて、運動機能低下者が減って、ひょっとすると認知症も減るかもしれないということがだんだんと分かってきています。

　こういう環境によって人の行動が変わるというエビデンスが世界中で蓄積されてきたので、川に例えて、もっと上流の要因にせまるべきだということが言われるようになっています。健康や病気の原

因にも上流要因と下流要因があって、川でおぼれている人に向かって泳ぎ方を学びなさい、覚えなさいとやっているのが健康教育であって、下流でそんなことをやっていないで、上流で転落そのものを減らした方が良いですということです。例えていうと、橋を掛けたり柵をつけたりして、そもそも転落しなければ溺れない。だから上流要因を探し出してとりくんだ方が良いのではないか。下流で運動していない人に運動しましょうと働きかけるのも良いのですが、上流で運動したくなってしまうような環境を作り出す方が大事なのではないかというわけです。

（12）健康日本21の見直し

そもそも公衆衛生は環境を変えることをやってきたんです。ところがだんだん生活習慣が大事だといわれるようになって、その生活習慣がどういう環境や社会の中で、作られるのかということを、この間、見失っていたのではないだろうかという反省があります。

健康日本21の第1次（2000〜2010）は必ずしもうまくいかなかった。最初の10年は生活習慣に着目して、生活習慣を変えれば健康寿命が延びると、10年やったが、実際には必ずしもうまくいかなかった。

それを踏まえて次の10年間、第2次をどうするのか、となった時に、健康格差があることがわかったので、その縮小を目指しましょうということになりました。健康教室などをするとリピーターが多いですよね。健康意識が高い人は生活に余裕がある人達です。最も困難な低所得低学歴の人ほど機会を利用していない。健康意識が高い層が健康になると、ますます健康格差が広がってしまうんですね。平均をよくしようと思ったら、低いところを上げたほうが容易に上

がります。底上げして格差を縮めながら、平均を上げることを目標にしましょうと明示されたのです。

では健康教室にきてくれない人たちにどうアプローチするのか。社会環境の質を高めることが国の政策に位置づきました。社会環境の質にはいろいろあります。今話したような公園や運動しやすい環境があるかということもそうですし、社会参加の機会の増加ということもあります。スポーツの会への参加率が高いエリアのほうが元気な人が多い。社会参加の場、例えばラジオ体操のグループは、よく見かける日本の風景ですが、そういうものが身近にあって参加しやすい環境づくりも意識してやりましょうと、「健康日本21（第2次）」では方針が拡張される方向で見直されたわけです。

(13) これから50年のとりくみ

それを受けて、皆さんにもおなじみの地域保健対策の推進に関する基本的指針も改訂されました。官報からキーワードを拾い出してみると、まず「地域の健康課題の把握」です。生活習慣を問題にしているときは、個人の健康課題を把握して、個人に健康教育をして個人に健康行動を変えてもらおうとしたのです。それを10年間やって評価してみたら、効果がない。率直に言うと無駄かもしれない。だったら有効な方法を試行錯誤しながら探しましょうとなりました。その時に地域間格差がこんなにあって、地域の環境要因によって人々の行動の違いが見えてきたので、その地域に不健康が集積する理由が何かを考えて探して分析して、それを変えるための有効な手立てを見つけて、それを広げましょうという方向に変わりました。

もう一つは、課題となる悪いところばかりみていては、手掛かりが得られない。だから資源にも着目しよう。例えば社会参加の機会

が多い地域、ソーシャルキャピタルが豊かな地域なども把握しよう。それをさらに豊かにするような支援をしようと示されました。

それから、「生活環境の確保」というキーワードも入りました。生活習慣ではなくて、環境なんです。さらにとりくむ時には、疫学的な評価手法を用いて、エビデンスを用いて進めよう。さらに地域を構成し地域を変えていくのは、市役所だけでも公務員だけでもない。主体は住民です。ということは地域の課題や資源を住民と共有しないと地域は変わらない。だから住民に評価結果を公開して共有しようと謳われた訳です。

これからの50年、環境に着目しながら健康格差を縮小していく。新たなチャレンジが私たちに課せられている時代です。

Ⅱ．健康格差対策の7原則

これからの健康格差の縮小に向けたとりくみをどのように考えたら良いのか、7原則にまとめたので紹介します。2年間かけて研究者と保健師さんの意見も聞きながらまとめたものです。格差対策には、「始める段階」と、どうやったらよいのかと「考える段階」と、実際に「動かす段階」と、大きく三段階あります。それぞれの段階で気を付けることが合わせて7つあるとまとめました。

（1）課題共有

まず、健康格差を縮小するためには、「健康格差は放っておいてはいけない」という理念を共有するところから始まります。うちの地域にどのような健康格差があるのか、認知症になりやすいまちなのか、なりにくいまちなのか、「わが町の課題はこれです」と関係

128

者で状況や課題を共有することから始まります。課題と知らなけれ
ば改善しようとはしないからです。

　キャッチフレーズ風にいうと、「日本でも縮小、予防すべき健康
格差がある。知ってシェアして考えよう」です。

　状況や課題を共有をするためのを「見える化」システムを開発し
てきました。2011年に老健局の補助金で作ったのですが、これは
「地域包括ケア見える化システム」という国のシステムのプロトタ
イプとなりました。研究班で試行錯誤して、こういう機能もつけま
しょうと提案したりして、今拡張工事中です。先ほど紹介した評価
結果を国民と共有しようという、指針にそった一つとみることもで
きます。市町村の専門職も計画立案担当者も見られます。まずは関
係者で課題の共有をしましょうということです。

　介護保険、地域包括ケアを担当する老健局が主担当ですが、今後
保険局や健康局系のデータも載せていくことができないだろうかと
話し合われています。

　これからご紹介するのは、研究班で実験的に作っているもので、
最新版の地域診断書です。対象地域を選んで、どんな指標がみたい
と選ぶと、棒グラフが出てきます。39市町村で比べ、数値の大き
い順に並べます。選んだ市町村だけが青色で示されて、他の市町に
比べて真ん中辺だとか、多いとか、少ないとかが一目でわかる。平
均値より大きいか小さいかも分かる。さらに繰り返し調査をすると
経年変化が分かります。経過のランクと変化もみることができます。

　どのくらい信用できる数字なのかとよく聞かれますので、サンプ
ル数を載せました。10人だと1人動くだけで10％も数字が動い
てしまうのですが、100人とか3000人で作ったデータであれば
そうそう動かない数字であろうという形で判断できると思います。

　右端が一番良かった市町村、左端に最も思わしくなかった市町村

の数字で、それを3等分して赤、黄色、青で色分けしています。赤い線が平均、黒い点があなたの町の位置。黒い点が青いところにある指標は、あなたの町は他のとこより良かった指標です。誇れます。しかし赤い所もある指標は、平均より低いので改善の余地が相当ある。そうだとすると、あなたの町の健康課題はこれではないかということが、他と比べることで一目でわかります。今まではベテラン保健師さんが10年地域を歩き回った経験から「この地域ってこうなのよね」などと言っても、新人保健師さんには伝わりにくかった。でも、数値で比較すると一目でわかります。関係者で課題が共有できることが、「見える化」の強みです。

　同じ県、同じ市内の健康格差をみると、例えばある県の3つの市の小学校区ごとに分けて、前期高齢者のうつ割合をみてみると、同じ県内でも2.9%から30.4%の割合となり、10倍の差があります。昔の言い方をするとネアカな町とネクラな町があることになります。一つの町の中にもおおよそ2倍以上の地域間格差があります。

　同じ県内の3つの市を比べてみました。介護保険課のニーズ調査のデータを提供してもらって、地域診断書をお返えしすることを国立長寿医療研究センターでやってみました。自分の町のことは知りたいけれども世間には知られたくないというところも多いので、市町村コードを割り当てています。そうすると1071番の市は、同じ県内なのに、平均以下の指標が見つかりました。歯が少ない市だったんです。3030番の市は、物忘れが多い市。3029番の市は情緒的サポート、具体的には「不安や悩みを聞いてくれる人がいない」率が高いまちだった。これは3029の町の地域診断書ですが、閉じこもりが少なくて、歯が少ない人が少ない。だから歯と閉じこもりは良い街だが、うつが多いということがわかります。

　このような形で各市町の課題とすべきこと、改善の余地の大きい

指標が関係者間で共有できるような仕組みを作ったわけです。これを使って、政策論議ができると期待しています。

　支援策の手掛かりを発見することもできます。システムの中に散歩図をつくる機能が入れてあります。それを使うと改善の手掛かりをみつけることができます。うつとの関連を散布図で分析すると、例えば趣味の会参加率が高いまちはうつが少ない。趣味の会参加率が低いまちはうつが多いということがわかります。であれば、趣味の会参加率を引き上げることで、うつを減らせかもしれないという手掛かりを得られたりします。

　転倒も思いのほか地域間格差があって、少ないまちでは100人中10人で、多いまちでは100人中34人転倒しています。前期高齢者に限定していても3倍転びやすいまちがあることになります。普段自分のまちが転びやすい人が多いかどうかなんて気づいてないですよね。データを「見える化」することで、それが一目でわかるんですね。これについてもスポーツの会参加率が高いまちほど、転ぶ人が少ないという手掛かりが得られるのです。ここから攻めてみたらどうかという手掛かりになる。

　認知症リスクも、認知症リスクを持つ人が2倍多いまちがあり、地域のいろいろな会への参加率が高いまちほど認知症になる人が少ないとでています。

　転倒、うつ、認知症リスクは社会参加する人が多いまちでは少ないですから、社会参加する人を増やせばリスク社が減ることが期待できそうだ。リスクの先にあるのが、要介護認定を受けることです。そこで趣味の会参加率、スポーツの会参加率と要介護認定率の分布をみると、社会参加する人が一割多い保険者で認定率が5％低いという関連が見えてくる。これを市民に見せて、保険料が高いまちと安いまち、どっちが良いですか、認定を受ける人が多いまちと少な

いまちのどっちが良いですかと聞くと、「そりゃ、呆けずにすんで保険料が安い方が良いわ」となります。だったら、皆さんがもっと社会参加すれば、そんなまちに近づきそうですよと話すと、やってみようかなという住民がでてきたりします。手がかりも住民と共有することの効果です。

　要介護認定を受けた人が給付を受けると一人平均で年間190万円使います。社会参加する人を2000人増やすと認定を受ける人が1000人減るという相関を単純に当てはめると年間19億円も介護給付が減る計算になります。それくらい社会参加が大事なんです。だから社会参加を促すためにもっと保健師を雇ってくださいなんて、保健師を増員要求する時に、このようなデータをもって交渉することもできます。

　この「見える化」システムを、実際にある市の保健師と一緒に使ってみました。市内の中から赤いところに点がたくさんついてしまう重点支援対象地域を見つけました。保健師さんたちは健康格差の縮小のために、そんな困難な地域を支援して、何とかしたいという。地図を広げて見てみると、閉じこもりが多い地域というのは、通い先自体があまりないことが分かりました。お店も公共施設も少ない。地図を見ながら、使えそうな場所がどこかにないか話し合いました。最初にみつけたのは、団地の集会所でした。この地域には高齢者が1,000人いるので、その一割にあたる100人くらいの人が出かけられる先を作りたい。その集会所は30人程度でいっぱいになる。他にも場所がないかと相談して、ヘルスケア関係に協力を頼めないかという話になったのですが、診療所もない。かろうじてあったのが接骨院ですが、10人も入れば一杯だから、ちょっと難しい。もっと広い公共施設はないかと探して見つかったのが郵便局。本当に「ここで体操させてください」とお願いに行ったそうですが、「こ

こは体操するとこじゃありません」と断わられました。地図を見て
いたら○○ホールとあったので、「ここは人が集まれる場所じゃな
いの？」と聞いたら、葬儀用のホールだったんですね。でも保健師
さんはたくましくて、高齢者の間でいま話題なのは終活やエンディ
ングノート。それを葬儀場でやったらリアルじゃないかしらと、老
人クラブに提案をしてみたそうです。そうしたら「リアルすぎる」
といわれて残念ながら実現できませんでした。そうこうして、やっ
と見つけたのは、チェーン店の薬局です。申し入れに行くと、調剤
薬局の待合室のスペースを貸してもいいと言ってくれて、２月から
ウォーキングサークルが活動を始める予定です。

　住民を集めて、状況を共有したところもあります。自分の暮らすま
ちがボケやすいって言われると、そんなのは嫌だという話になります
ね。良くするための手掛かりも一緒に示したら、自分たち住民が動く
ことが必要だと動き出した例も出てきています。課題を共有すること
が出発点です。対策を進めるには、住民や関係者に現状や手掛かりを
共有してもらい、一緒に考えるということが第一原則です。

（2）配慮ある普遍的対策

　次は第２原則です。貧困層など社会的に不利な人々ほど配慮を強
めつつ、すべての人を対象にした普遍的なとりくみが重要であるこ
とです。「ばらまきではなく、逆差別でもない、最善の方法は？　困っ
ている人ほど手厚く、でもみんなにアプローチする方法」です。社
会経済的な要因を横軸に、健康水準を縦軸にしてグラフ化すると、
お金持ちほど健康で、お金が減ってくるほど健康水準が下がってき
て、最後の方でガクッと下がるカーブになることが、国際的にあち
こちで確認されてきています。

こういう関連をみると、予算もあまりないからと、困難な人だけを選別して、例えば生活保護の人達だけを支援しようとはじめに思いつくのです。しかし、それをやるとどんなことが起きるか。線引きをしたちょっと上のところの人達が困難にさらされる谷間ができる。もう一つ困難な人達だけを対象とすると、いわゆるレッテルが張られてしまう。

　そんな例は、全国的に問題になっているのが子ども食堂でもみられます。貧困な子どもを救おうと熱意に燃えた人が立ち上がって、子ども食堂が全国で増えています。しかし、ここは貧困な子どもたちを集めて食事を提供するための場所ですと、がんばって宣伝してしまうと、そこに入るところを同級生に見られると「おまえ貧乏人なんだ」と言われてしまう。すると、親からも「絶対に行くな」と言われたとかで、せっかく食堂を開いても、全然来てくれないと悩んでいるところもあるそうです。ここは誰が来ても良い所ですと言いながら、特に心配な子には個別に声をかけるようなやり方が大切です。困難な人に特別な配慮をしつつ、誰でも対象にしますという方が、より大きな効果、効率的なものになることが多いとわかってきています。

　「そんな政策が本当にあるの？」と思うかもしれません。いま介護予防では、通いの場、例えばサロンを増やそうととりくまれています。ボランティアを募って、笑いが多い楽しいサロンをつくる。すると、健康体操や健康に関心がない人も、楽しそうだから来る。

　その結果どんな現象が起きたか。健診の受診率を教育年数別にみると、高学歴の人ほど受けていて、低学歴の人は受けていない（グラフ②）。ところがサロンは全く逆でした。低学歴の人、低所得の人ほどサロンにきていた。ヒアリングをしていくうちにその理由がわかってきました。高学歴、高所得の人に聞くと、あんなチーチーパッパには行かないよと言います。その人達はすでに会員権700

134

万円のゴルフクラブに行っている。フィットネスクラブの月1万円の会費は高くない。その人達はすでに参加する先があるのです。でも低所得の人達は、車を持っておら

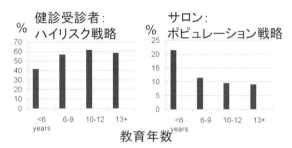

ず、歩いて行けるところでないといけない。1回100円で毎回違うことをできて楽しいところが、近くにできたからと来ていることが分かりました。

　意図せずにこういうことが見えてきましたが、新しいとりくみが、最も困難な人達に届いたのか届いていないのかなども評価しながら進める。高学歴高所得の人達ばかりが集まる健康教室だとしたら、やればやるほど健康格差が広がってしまいます。健康格差の縮小をめざすのなら、より困難な人に届く政策や事業に切り替えることも必要になってきます。これが第2原則の視点です。

(3) ライフコース

　第3原則は、「胎児期から生涯にわたる経験と世代に応じた対策」です。「不健康、貧困、排除は生まれる前から始まっている、胎児期から老年期まで先手を打とう」です。かつて成人病と呼ばれていた疾患群が生活習慣病に呼び方が変わって、生活習慣だけが原因かの

ような誤ったイメージが広がってしまいました。健康格差の背景要因である、例えば職業、結婚しているかなども健康に影響しています。成人期に早食いで肥満の人は子どものころから肥満傾向があったりします。さらに出生時にまで遡れることがわかってきています。

　どうやって貧困に陥るのか研究される中で、社会的排除という考え方が登場しました。はじめに家族や教育、労働、社会保険、いろいろな社会関係から排除されてしまう。例えば母親が10代で妊娠して生まれた子どもたちは、虐待にあったり、DVにあって親が離婚したりする訳です。そうなると母子家庭になって貧困に陥る。学校の勉強について行けなくなって高校を中退したりすると能力開発のチャンスがないので、良い仕事につけず、ニートになったり、非正規雇用になったり、失業したり、場合によってはホームレスになったりした結果、良い社会保険に入れない。どんどん悪循環に入っていく。

　社会的排除への対策としては、失業してから職業訓練することも必要ですが、そのような悪循環に陥るできるだけ前の段階でアプローチする方が効果的ですよね。より上流にアプローチことが、ヨーロッパでは追究されています。

　2003年、15年前のスウェーデンで公衆衛生法が改正されました。その重点課題リストをみると、日本なら筆頭にくるような身体活動量、栄養、たばこやアルコールは、9番、10番、11番目の課題です。普通、リストには大事なことから挙げます。リストの上位には、社会への参加と影響、経済と所得保障、安全で望ましい小児期や青年期、健康的なワーキングライフなどが挙げられています。こういうことを重視しようという現れだと思います。

　世界一長寿な国は日本です。健康寿命も世界一です。何か良いところもあるはずなのです。いろいろ探していく中で、一つそれらしいものを見つけました。戦前から終戦期、昭和56年までの子どもの体

重、身長の推移をみると、終戦に向けて子どもの身長体重はどんどん下がり、そのあとV字回復をしています。これが一体何のおかげか。一つは学校給食だと思われます。戦後の学校教育の資料から、給食には栄養改善だけでなく教育的効果もあったことがわかります。

これを私たちが調査している高齢者の年齢に当てはめると後期高齢者は給食がなかった世代、前期高齢者の中でも若い方は、小学校に入った時から給食があった世代、真ん中が給食制度が導入されていく過渡期と3期に分けられました。15歳の頃の家庭の生活ぶりを、周囲と比べて上中下の3群に分けました。高齢者に野菜とか果物とかどれくらいの頻度で食べるかと尋ね、一日一回も食べない割合を比べてみました。すると子どもの頃に貧困にさらされたのか、恵まれていたのかによって、違いがあったのです。子どもの頃、豊かだった人たちにも野菜果物をあまり食べない人はいますが、子どもの頃に生活に余裕がなかった層では1.36倍多かった。さらに分析すると、健康格差を生み出す食習慣格差がない人達を見つけました。それが給食経験世代でした。給食導入前の世代では格差がより大きく、導入後には格差がない。小学校に入った時から給食があった世代であれば、家ではあまり野菜は出てこないけれど、栄養上のつくるバランスの良い食事ではこんなに野菜を食べるものなんだと学べます。そんな食知識や習慣が定着した

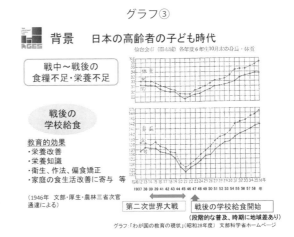

グラフ③

と考えると納得がいきます。今、給食を縮小する見直しが一部の自治体でされているのですが、こんなデータからみると給食は守るべきもので、高校まで拡大すべきものかもしれません。

　子どもの頃の影響は高齢期まで残っています。貧困家庭に出生時体重が小さい人が多い傾向があるのですが、低出生時体重が小さい人達ほど糖尿病を発症しやすいということも分かってきています。子どもたちの環境をできるだけよくする母子保健の重要性が改めて確認できます。国際的にもエビデンスに基づいて、子ども対策を強めています。

（4）PDCA

　第4原則は、PLAN － DO － CHECK － ACTION（PDCA）マネジメントサイクルを回そうです。「長期、中期、短期の目標設定と根拠にもとづくマネジメント。場当たり的では効果が見えない、説明できない。目標と計画を、根拠をもってすすめよう」です。

　健康格差にはライフコースの影響があるので、3年や4年ですぐに効果がでるとは考えにくい。そうなると長期的なアプローチが必要です。しかし、行政は単年度主義ですから、20年後を見ていてくださいと言っても、そんな事業はできない面もあります。そうなると短期的にこう変わると、それが中期的にどう変わり、長期的にこんな風によくなるはずだと積み上げて、単年度のとりくみを中期長期のとりくみへと発展させていくことが必要です。なおかつそれによって効果がでていることを確認しながら進めないといけません。WHOも、現状を評価したら問題を特定し、とりくむ課題を設定して、政策、対策を考えています。私たちもそんなことをいくつかの町でとりくんでいます。

138

例えば、名古屋で孤立死が問題になった団地があってとりくんだ事例があります。人が集まる場所を作るのは、田舎だからできるといわれることがありました。そこでやってみました。少し時間はかかりましたが、名古屋で頑張ったら「土曜サロン」がオープンしました。開所式には100人集まりました。考えてみると、団地には集会所があって、そこまでの距離が近いんですね。うまく仕掛けると、結構な集まりができました。

　このようなとりくみをしてみて、人口4万人の自治体から、名古屋のど真ん中まで、いろいろな資源があることを教えてもらいました。団地では、事前申し込みが100人に迫りそうだったので、ボランティアの人たちが知恵を絞りました。行政だとできないかもしれませんが、ボランティアは自由な発想ができます。オープン記念パーティをしたいという話になった。宅配弁当のチラシをみたある人が、弁当会社に電話した。A社に断られてもB社C社に掛け合って、試供品の弁当を出してもらえることになった。すかさず、もう一度A社に電話して、「他の会社は試供品をもってくると言っているけれど、お宅は出さなくていいのね？」なんて交渉したら、費用を大してかけずに開所パーティができたそうです。都市には、業者などの資源があるのです。

　私たちがしている支援の効果についての評価もしました。縦軸が日本公衆衛生雑誌に載っていた保健師の政策立案能力指標の一つの尺度です。行政外の組織、人達とつながっているかというソーシャルキャピタルスコアを、支援をする前と後で比べてみました。私たちは30ほどの自治体とお付き合いしていますが、普通に関わっている市町村職員38名と関わりが濃厚だった自治体の職員の42名を比べてみました。すると積極的に関わっている市町村のスコアが上がっていました。私たちの支援には意味がありそうです。それな

らさらに支援をつづけようということになります。このような効果評価は、今までの日本ではあまりされていませんでしたが、より効果的なものを探して、広げてやっていく必要がある。効果があると信じてやっていても効果がない事例だってあります。評価してやり方を見直すマネジメントは重要です。

　イギリスも、ブレア政権が健康格差の問題に熱心にとりくみました。対策を強める宣言をした頃、最も豊かな地域の平均寿命は、最も貧困な地域の平均寿命より約7年長い格差がありました。そこからいろいろなことをとりくんで、7年後に調べたところ、健康格差が約7年から4.9年に縮んでいました。やれば健康格差の縮小は可能なのです。

　この話には続きがあります。イギリスで健康格差対策がすすんだ理由の一つは、世界医師会長も務めるマーモット先生らのとりくみがあります。先生は社会全体として対策を強めるべきだと言い続けています。ご一緒した学会の発表の中で、ブレア政権の下では格差が縮まったけれど、労働党から連合政権になって以降の数字を見せてくれました。連合政権は、引き続き健康格差対策はがんばりますと謳ってはいましたが、モニタリングをしてみると再び格差が広がっていました。その理由は、連合政権は口ばかりで、実際には予算カットして、健康格差対策を弱めたからだそうです。その結果、再び格差は広がった。このようなデータを、マスコミを通じて広げ論議をする。先生は、モニタリングをすること、効果を追跡調査、評価をすることが極めて大事だと言っていました。日本でも評価をどうやってやるのか、最初から考える必要があります。

（5）重層的な対策

　第5の原則は、「国、地方公共団体、コミュニティなどそれぞれ

の特性と関係の変化を理解した重層的な対策」です。国と自治体、コミュニティの得意なことは違う。国、自治体、コミュニティの強みを活かすことです。国でないとできない法律をつくること、自治体だと、いろいろな事業、市町村で動かすこと、住民のネットワーク、コミュニティだからできることがあります。それぞれの得意なこと苦手なことがあるので、強みを組み合わせることが大事です。

　例えばある市でのとりくみです。行政はデータをもっているけれど、分析が苦手なので研究者がデータを分析することになった。地域診断書を作って行政に返しました。行政はそれを使って重点支援対象エリアを設定して、事業者の力を借りてその地域の高齢者が参加しやすい環境をつくる。そうすることでその地域の高齢者の参加率や継続率が上がると期待しています。こんなふうに国や行政でないとできないこと、事業者の方がやりやすいこと、住民のボランティアだからやりやすいことなど、それぞれ考えて組み合わせてやることが大事なんです。うまくいかずに困っている時、他のまちに聞いてみると成功事例が隠れていたりします。各市町村では互いの様子が見えにくくても、都道府県なら見えやすいですし、市の職員にはいろいろな町内会を見渡すことができます。部署内だと自分のところしか見えないですが、一つ上の層に聞いてみると他での様子を知っていたり、教えてくれたりすることもある。他の取り組みを知っている人に相談することも大事だと思います。

（6）縦割りを超える

　「住民やNPO、企業、行政各部門など多様な担い手をつなげる。縦割りはイノベーションの壁である。縦割りを超えて広げよう」というのが第6原則です。行政の中にも、まちづくりとか、子育て支

援とか、健康とかいろいろな部門があります。それらが、手を結ぶことで新しい企画ができます。メディアを上手に使う、企業でも使えるところは使うことです。

　この原則の重要性に気づいたのは、「自治体支援のとりくみをする中で」でした。最初のとりくみなら評価されるのですが、10か所目くらいになると、研究者の仕事としては、もはや評価されなくなります。行政はどうかというと、制度化することはものすごく得意ですが、市町村の境を超えて普及活動をしようとすると、それはあなたの仕事ではないと言われてしまいますよね。では普及のフェーズになったら誰が一番喜んでやるか。それは産業界です。やればやるほどスケールメリットでもうかるとなると喜んでやってくれます。だったら企業が得意なところは、企業と組んでやれば良いではないかと思うようになりました。

　一例です。デパートの婦人靴売り場に、ウォーキングステーションがあります。市民がここに立ち寄って、「今からＡコース一周４キロ歩いてきます」と宣言してから歩きに行きます。一時間くらいして「歩いてきました」と帰ってくるとお店の人がハンコを押してくれます。夏休みにラジオ体操に行くと押してくれたハンコみたいなものです。50個ハンコを集めると、国際市民スポーツ連盟からバッジがもらえると、それを励みに歩いている市民もいる。一周４キロ、50個ハンコをためるということは200キロ歩くんですよ。200キロも歩くと、靴もすり減りませんか。そしてゴールしたところが靴屋。今日はハンコが50個たまってバッジをもらった記念日だ。自分へのご褒美だと靴を買ったりするそうです。靴屋は売り上げにつながりもうかるというので手伝ってくれます。市民はバッジを励みに歩く。これ、誰も損をしていないんですよ。こんな組み合わせ、良いんじゃないでしょうか。

国際的に、欧米あたりから、新たな社会課題の解決法として、「コレクティブ・インパクト」という考え方が出てきています。「集合的な力でインパクトを与える」という意味で、行政、企業、NPOなど立場は違うけれども、みんなで解決すべき課題を共有して、得意技を持ち寄って解決しましょうというとりくみです。

　成功事例として語られているのは、アメリカのサマービルでとりくまれた肥満児童対策です。貧困地域の子どもの44％が肥満。追跡すると7割が大人になっても肥満。子どものうちに対策をしなくてはと、関係者が集まった。学校は学校でできることをする、研究者はデータを分析し見える化を手伝う。行政はウォーキングロードを整備する。地元のレストランも手伝いますよと健康な食事を出して市が認証する。さらにフィットネスクラブも手伝います。関係者が手を結んでとりくんだら、なんと2年間で子どもの平均体重が1キロも減ったんです。大したことないように聞こえますが、子どもが1万人いると、脂肪が10トン減ったということです。こんな風に研究者が評価して、「私たちが今やっていることは間違っていない。効果が大きそうだからもっと広げよう」と、お互いの得意技を持ち寄って進めたそうです。

　日本国内でも国土交通省が健康・医療・福祉のまちづくり推進ガイドラインを出しています。公園が増え整備されると運動する人が増えるかもしれない、などとガイドラインに書いてある。各市、都道府県の都市計画課に行って、一緒に知恵を絞る。これを使わない手はないですよね。行政の中の縦割りを超えると、知恵が沸いてくるという一つの例です。

　交通事故でかつては1万7000人が死んでいたんですよ。それが今や4000人となって、4分の1に減っているんです。これは厚労省ががんばったからでしょうか、違いますよね。死亡者が減った

のはゴールド免許のおかげなのかと、よく見ると事故は増えているんです。これからみても個人の自覚に頼るアプローチは効果がないということだと思います。国土交通白書によると、右折レーンを増やしたり、信号の赤の時間を変えたり、いろいろな組み合わせの効果、環境への介入の効果と書かれています。死ぬ人を減す仕事は、保健センターだけがやらなければならないのではなく、国土交通省も頑張っている、警察も頑張っているということですよね。

　塩分摂取量は、この間に1日あたり12gから10gまで2割減りました。私たちの健康教育で減ったと思いたいかもしれませんが、調べてみると、加工食品業が使った塩の消費量が同じペースで減っています。日本人の塩分摂取量の7～8割は加工食品由来だそうです。ですから健康教育を受けて気を付けようと思っても、本人の努力で減らせる塩分量はたかがしれています。例えばトマトジュース。カゴメさんがこの間頑張ってくれて、昔は食塩が入っていましたが低塩になり、今の主力商品は食塩無添加だそうです。こうやって食品業界が頑張ってくれていると、本人は飲んでいるトマトジュースの塩分が減っていると気づいていない。低塩の高野豆腐や笹かまぼこを作っている企業があると聞いたことがあります。本人がさして努力せずとも健康になってしまう環境とは、こんな商品が溢れている環境です。そう考えると企業を巻き込まない手はないですよね。

　縦割りを超えてやっていかないと変わらない。全部を保健師がやる必要はない。たくさんの担い手をつないでいくことが大切です。

（7）コミュニティづくり

　第7原則は、コミュニティづくりをすると、結果として健康状態が良くなることが分かってきたので、まちづくりを一緒にやりま

しょうというアプローチです。

　例えばスポーツ庁からスポーツ基本法が出されて、市町村に対してスポーツ振興計画を作るように言っています。教育担当やスポーツ担当のセクションに行って、手伝うからねと言うのはどうでしょう。そこに参加する人が増えれば増えるほど市民は健康になるわけです。結果的に健康づくりになれば、どのようなとりくみでもよいのではないでしょうか。

　日本は贈答文化で有名です。日本社会のソーシャルキャピタルの豊かさの一つのツールになっていて、日本社会が長生きの秘密の一つじゃないかという説もあります。検証が難しいのですが、こんなことまで、効くかもしれないとなると、あえて健康といわずにまちの活性化とか観光振興とか、今までと違う層と協力してできることもあります。よく男性を引っ張りだすのに苦労していると聞きますが、お勧めは防災ですね。消防関係者も「絆づくり」とか一生懸命やっています。そこと協力することで、地域のソーシャルキャピタルづくりができるかもしれない。あるいは、駅前の禁煙エリアは、健康セクションが禁煙の推進のためにやっているのではなくて、環境局がやっていたりする。環境局としては、たばこのポイ捨てを減らしたかったというのが最初のきっかけだったと聞いたことがあります。そう考えると一緒にやれるところはたくさんある。視野を広げてやっていきましょうということが第7原則です。

　第6原則は健康づくりのために手を結べるところとやっていきましょうというのに対して、第7原則は特に健康をめざしていないところであっても、コミュニティづくりを一緒にやれば結果として健康づくりにも意味があるのではないかという違いです。

145

Ⅲ．次の 50 年の公衆衛生の課題

（1） ゼロ次予防について

　最近は「ゼロ次予防」という言葉が使われています。今までの一次予防、二次予防、三次予防が、本人の自覚や本人の努力を求めるというニュアンスになってしまった。しかし、それ以外にも環境を変えることで、そこで暮らしている人達の行動が変わったり、健康水準が上がったりすることが分かってきた。地域環境や社会環境要因、いわゆる上流要因にアプローチする予防策が、ゼロ次予防です。

　今までは予防といえば、保健師さんの仕事でしたが、地域につながっている、参加しているだけでも健康にプラスだということも分かってきたので、消防署やスポーツ振興担当者に頑張ってもらってもいい。結果として健康になるのであれば、それを積極的に進めませんかということです。ただ本当に健康になったかどうかを評価するのは、健康の専門家じゃないとできないので、そこは私たちがお手伝いしますと言えばいいんです。

　ゼロ次予防は、2006 年に出た WHO の標準疫学の教科書にも書かれています。日本では遺伝子に対するとりくみと言っている人もいますが、WHO の説明には遺伝子という言葉は使われておらず、「社会経済的、環境的、行動的条件をよくすることで、人々を健康にする根本的なアプローチ」のことです。環境、上流要因にせまるアプローチだと明示されています。日本でももっとこういう視点で、何かできることはないかとみんなで知恵を絞って試みて、効果を評価して広げるということをやっていく 50 年にすべきだと思います。

（2）100年ライフで何が変わるか

　人生100年時代とよく聞くようになりました。グラフ④は、サイエンスという雑誌に載った、世界の最長寿国の寿命をプロットしたものです。1840年から過去160年間、このスピードで人間の寿命は延び続けてきました。今までいつまでも延び続ける訳がないと、上限値を予測した人がいました。しかし、その予想が外れて、超えられ、また新しい上限の予測値が出されては超えられることを繰り返してきました。遺伝子的には120年が限度とも言われていますが、この過去の推移からすると、まだまだ伸びる可能性があるのではないかという論議されています。

　そこから推計すると、今10歳子どもたちの半数が生き残る推計値は、世界で日本が一番長くて107歳。ここにいる人達の中でも、90歳くらまで生きる準備をしないといけない人もいます。定年も以前は55歳くらいでしたが、今は60とか、65歳ですよね。65歳としたときに、残りの寿命は35年ですよ。今までみたいにようやく定年だ、これからは楽しようと思っても、時間を持て余して大変なことになります。

　世の中にはストレスがたくさんありますが、ストレス研究の中で、ストレスの一つとさ

グラフ④

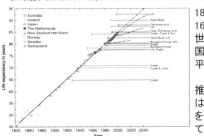

1840年〜160年間の世界最長寿国の女性の平均寿命

推定上限値は引き上げを繰り返してきた

147

れているのが退屈です。だからいろいろとやることを考えないといけない。今までのように、教育を受けて、仕事をして、引退という3ステージではもたなくなってきてしまいます。途中で大学院に行ったり、定年後も70、80歳まで働いてお金を稼ぐ、地域で活躍することも、ますます必要になってくる。

さらに人口減少社会ですから、これまで若い人達がやっていた仕事を、65歳以降が担うことが広がってくるでしょう。今のままだと、介護専門職が足りなくなると推計されています。必要数とのギャップが38万人と言われています。老人クラブでの冗談で、「どうせ呆けなきゃいけないなら早く呆けた方がいいぞ、面倒見てくれる人がいなくなるから」。一方で人口が減っているエリアが多いが、その一方で人口が増える都市部もある。つまり地域間格差が広がっています。今後、都市部で高齢者が増えることで、これからの20～30年間は大問題がおきると思います。

（3）プロボノとは

それを解決しようとする試みを始めています。これから高齢者が増えるのは都市部での試みです。都市には資源があります。経験を積んだ能力の高い専門家たちがいっぱいいます。企業がたくさんあるのも都市部です。これらを組み合わせて健康なまちづくりができないかと千葉県松戸市で「松戸プロジェクト」を始めました。

その中で知った言葉がプロボノです。専門スキルを活かしたボランティア活動です。今までサロンなどの「通いの場」づくりは、行政と地域住民ボランティアとでやってきました。都市部では、通いの場が多数必要なので、それを下支えをする仕組みが欲しい。それをプロボノや企業などの専門家集団に担ってもらえないか。そうす

ることで、住民ボランティアが動きやすくなるのではないか。そんなことを考えるようになりました。大企業で、専門性や経営能力を発揮して大きな組織を動かしていた人が都市には結構いるんですね。その人達には、普通のボランティアをやってくださいとは言わない。経験を活かして、この町に通える場所を1000か所を、作って運営支援をしてくださいとお願いしてみたら、力を発揮してくれる人が都市部には一定数いるのではないか。それを試してみようとチャレンジしています。まちづくりの専門職、組織、制度を動かした経験を持つプロボノ集団がどこかにいないかと考え続けていて、気づきました。まさに、今日ここにいる人達、保健師がそのプロ集団です。

今年、一般社団法人 日本老年学的評価研究（JAGES）機構を立ち上げました。今後の50年を考えると、今までよりも政策や事業の評価をきちんとすることが求められる時代になる。それを担える法人がないと、コレクティブ・インパクトも上手くすすまないだろうと考えました。そこで、政策・事業の評価研究や地域づくりを支援する人材育成をすることを定款に掲げました。

一緒にやってくださるプロボノを募集しています。まずはどういう仕組みを作ったらよいかとか、どのようなやり方をしたらよいのか、作戦を一緒に考えてくれる人、ほかの人を巻き込んで事業を立ち上げることが好きなリーダーを募っています。

（4）ビッグデータへの高まる期待

もう一つがビックデータの時代です。最近コンビニに行くと、9月からおでんがある。あれ実は、早めに置いてみたら9月の売上額が多かったからなんだそうです。ビックデータを集めて分析してみ

ると、今まで気づかれていなかった法則が見えてくる。紙おむつを買っている人の特徴を分析してみたら、なぜか男性が多く、ビールと一緒に買っていた。紙おむつはかさばるので、母親が持って帰るのが大変なので、旦那さんに「ビールも買ってきていいから、紙おむつ買ってきて」と頼んでいるらしいことが見えてきたそうです。

　サロンもビッグデータがあると、もっと魅力的なものにできるかもしれません。ボランティアだけ、体操だけだと、マンネリして飽きてしまうという声があります。だったら企業も巻き込んで、いろいろ楽しいプログラムを増やせないか。高齢者でもスマホを使う人が増えています。であれば「本日、あなたの家から500メートル圏内でこんなプログラムがあります」という案内を送ったり、その人の参加記録や行動記録から好みのプログラムを案内できるようにならないか。フィットネスクラブには、人気インストラクターと普通のインストラクターがいて、一般に笑いが起きるインストラクターは人気らしいのです。となると、笑いが多いプログラムの方が効果がおおきいかもしれません。そんなデータをつなげてビックデータにして分析すると、今まで見えていなかったことが見えてきたりして、健康なまちづくりがすすむのではないか。そんなことが今後50年で実現していくのだろうと思います。

（5）暮らしているだけで健康になるまちづくり

　ビックデータだけで問題が解決できるわけではありません。最後はアドボケートが必要で、これからも変わらないと思います。アドボケートって良い日本語がなくて、説明が難しい。何か良い例がないかと探していたら見つけました。ある実話をご紹介したいと思います。

満員バスの中で、赤ちゃんが泣き止まない。次のバス停で最後の人が降りるとき、母親が「降ります」と言った。「目的地はどこですかか」と運転手さんが聞いたら、小さな声で「新宿駅です。でも子どもが泣くのでここで降ります」と。すると運転手さんは、マイクのスイッチを入れて、「皆さん、このお母さんは新宿まで行きたいのですが、赤ちゃんが泣いて迷惑がかかるのでここで降りると言っています。子どもは小さい時は泣きます。どうぞ皆さん、少しの時間、赤ちゃんとお母さんを一緒に乗せていってください」と。ほんの数秒が過ぎた時、一人の拍手につられてバスの乗客全員の拍手が返事となったのです。これは実話だそうです。

　日本社会もまだまだ捨てたものじゃないと思うのですが、この運転手さんがやったことが、まさにアドボケートだと思います。もし同じことをお母さんが自ら言ったらどうなっていたでしょう。代弁する人がいて初めて社会はその価値に気づき、受け入れるということがあります。我々、保健専門職は健康格差で苦しんでいる人に接する機会が多いのです。貧困や健康格差で大変な思いをしている人達の代弁をすることで、初めて社会がその問題を知り、放っておいてはいけないと言ってくれるようになるのではないでしょうか。

　この50年間で、公衆衛生の課題は変わってきました。今後もまた変わっていきます。今見えている課題、数十年かけないと解決しない課題として健康格差がある。それに対する7つの原則、考え方をご紹介しました。次の50年は人生100年時代に向かっていきます。暮らしているだけで健康になるまちづくり、それを目指すのが私たちの次の課題だと思います。

　ご清聴ありがとうございました。

〈ＰＨＮブックレット№ 20〉
50 年の研究活動のあゆみから 保健師の未来を語る

2018 年 11 月 6 日　初版第 1 刷

著　　者　日野秀逸・松下 拡・篠崎次男・中澤正夫・池上洋通・近藤克則ほか
企画・編集　全国保健師活動研究会

発行者　谷　安正
発行所　萌文社（ほうぶんしゃ）
〒 102-0071　東京都千代田区富士見 1-2-32　東京ルーテルセンタービル 202
　　　　　　TEL 03-3221-9008　FAX 03-3221-1038
　　　　　　郵便振替　00190-9-90471
　　　　　　Email info@hobunsya.com　URL http://www.hobunsya.com

印刷・製本／倉敷印刷　装幀／レフ・デザイン工房

©Syuitsu Hino. 2018. Printed in Japan　　　　　ISBN978-4-89491-359-2 C3036